前庭神経炎診療ガイドライン 2021年版

Clinical Practice Guidelines for Vestibular Neuritis 2021

一般社団法人　日本めまい平衡医学会 ｜ 編
Japan Society for Equilibrium Research

金原出版株式会社

作成委員会

総括委員会

委員長	肥塚　　泉	聖マリアンナ医科大学耳鼻咽喉科学教授
副委員長	將積日出夫	富山大学耳鼻咽喉科学教授
委　員	青木　光広	岐阜大学耳鼻咽喉科学准教授
	岩﨑　真一	名古屋市立大学耳鼻咽喉科学教授
	小川　恭生	東京医科大学八王子医療センター耳鼻咽喉科学教授
	北原　糺	奈良県立医科大学耳鼻咽喉・頭頸部外科学教授
	城倉　健	横浜市立脳卒中・神経脊椎センター副病院長
	杉内友理子	東京医科歯科大学システム神経生理学准教授
	鈴木　光也	東邦大学耳鼻咽喉科学教授
	武田　憲昭	徳島大学耳鼻咽喉科学教授
	堤　　剛	東京医科歯科大学耳鼻咽喉科学教授
	土井　勝美	近畿大学耳鼻咽喉科学教授
	内藤　泰	神戸市立医療センター中央市民病院総合聴覚センター長
	堀井　新	新潟大学耳鼻咽喉科学教授
	折笠　秀樹	富山大学バイオ統計学・臨床疫学教授
	新藤　晋	埼玉医科大学耳鼻咽喉科学／神経耳科学講師
	坪田　雅仁	帝京大学医学部附属溝口病院耳鼻咽喉科学准教授
	宮下　武憲	香川大学医学部耳鼻咽喉科学准教授

執筆委員

稲垣　太郎	東京医科大学耳鼻咽喉科学准教授
大塚　康司	東京医科大学耳鼻咽喉科学教授
岡野　高之	京都大学耳鼻咽喉科学助教
大森　孝一	京都大学耳鼻咽喉科学教授
肥塚　　泉	聖マリアンナ医科大学耳鼻咽喉科学教授
武田　憲昭	徳島大学耳鼻咽喉科学教授
橋本　誠	山口大学耳鼻咽喉科学講師
室伏　利久	帝京大学医学部附属溝口病院耳鼻咽喉科教授
山下　裕司	山口大学耳鼻咽喉科学教授

システマティックレビュー委員

肥塚　　泉	聖マリアンナ医科大学耳鼻咽喉科学教授
武田　憲昭	徳島大学耳鼻咽喉科学教授
橋本　誠	山口大学耳鼻咽喉科学講師
山下　裕司	山口大学耳鼻咽喉科学教授

編　集

一般社団法人　日本めまい平衡医学会

承　認

一般社団法人　日本耳鼻咽喉科学会

診療ガイドライン 2021 年版の発刊にあたって

　前庭神経炎は，難聴，耳鳴，耳閉感などの聴覚症状を伴わない，突発性の回転性めまい症状をきたす疾患である。前庭神経炎の診断基準は，1981 年に厚生省前庭機能異常調査研究班が「前庭機能異常診断の手引き」を作成し，前庭神経炎の診断基準を提案した。次に，1987 年に日本めまい平衡医学会が「めまいの診断基準化のための資料」を作成し，前庭神経炎の診断基準を提案した。2016〜2017 年度厚生労働省難治性めまい疾患に関する調査研究班により前庭神経炎の診断基準の改定が行われ，2017 年に日本めまい平衡医学会が「めまいの診断基準化のための資料」で前庭神経炎の診断基準を改定した。また，厚生労働省前庭機能異常調査研究班，厚生労働省難治性平衡機能障害に関する調査研究班，厚生労働省難治性めまい疾患に関する研究班，日本医療研究開発機構（AMED）難治性疾患実用化事業難治性めまい疾患の診療の質を高める研究班（AMED 研究班）により調査ならびに研究が行われてきた。AMED 研究班により，前庭神経炎の治療において特に重要なテーマに対して，クリニカルクエスチョンとしてシステマティックレビューが実施され，「前庭神経炎診療ガイドライン 2018 年版」（案）が作成された。本診療ガイドライン作成委員会では，「前庭神経炎診療ガイドライン 2018 年版」（案）を元に，『Minds 診療ガイドライン作成の手引き 2014』に準拠して診療ガイドラインの策定を行った。そして，本診療ガイドラインは日本めまい平衡医学会の理事会の審議を経て完成された。

　各執筆にご尽力いただいた先生方，本ガイドラインの作成に携わっていただいた委員の先生方の熱意と努力に対して深甚なる敬意と謝意を表すとともに，本ガイドラインが，実地臨床に当たられる先生方，医師以外の医療従事者（看護師，臨床検査技師，言語聴覚士など）の方々の診療や検査などの充実ならびに向上に貢献することができ，さらに，前庭神経炎によるめまいに悩む患者の福音となれば幸いである。

2021 年 4 月

前庭神経炎診療ガイドライン 2021 年版作成委員長

肥塚　泉

目　次

CQ・推奨一覧 ………………………………………………………………………………………… 1

前庭神経炎（vestibular neuritis）診断基準

（日本めまい平衡医学会 2017 年）………………………………………………………………… 3

1. 要約 ……………………………………………………………………………………………… 4

2. 作成委員会 ……………………………………………………………………………………… 4

3. 資金提供・スポンサー・利益相反 …………………………………………………………… 5

4. 作成の背景と沿革 ……………………………………………………………………………… 6

5. 作成目的ならびに目標 ………………………………………………………………………… 6

6. 利用者 …………………………………………………………………………………………… 6

7. 対象 ……………………………………………………………………………………………… 7

8. エビデンスの収集 ……………………………………………………………………………… 7

9. エビデンスの評価 ……………………………………………………………………………… 8

10. 推奨および推奨度の決定基準 ………………………………………………………………… 8

11. リリース前のレビュー ………………………………………………………………………… 9

　　11.1　外部・内部評価者によるレビュー …………………………………………………… 9

　　11.2　外部・内部評価者による指摘点とガイドライン作成委員会の対応 ……………… 9

　　11.3　パブリックコメント …………………………………………………………………… 17

　　11.4　パブリックコメントとガイドライン作成委員会の対応 …………………………… 17

12. 更新の計画 ……………………………………………………………………………………… 19

13. 推奨および理由説明 …………………………………………………………………………… 20

14. 患者の希望 ……………………………………………………………………………………… 20

15. 実施における検討事項 ………………………………………………………………………… 20

16. 前庭神経炎の疾患概念・病因・病態 ………………………………………………………… 20

17. 前庭神経炎の疫学 ……………………………………………………………………………… 22

18. 前庭神経炎の診断基準 ………………………………………………………………………… 23

　　18.1　日本めまい平衡医学会の前庭神経炎診断基準 2017 年 …………………………… 24

19. 鑑別診断 ……………………………………………………………………… 24

　19.1　急性めまいの診療フローチャート …………………………………… 25

　19.2　メニエール病 …………………………………………………………… 26

　19.3　良性発作性頭位めまい症 ……………………………………………… 26

　19.4　めまいを伴う突発性難聴 ……………………………………………… 27

　19.5　両側前庭機能障害 ……………………………………………………… 27

　19.6　前庭性片頭痛 …………………………………………………………… 27

　19.7　脳血管障害 ……………………………………………………………… 27

20. 前庭神経炎の症状 ……………………………………………………… 28

21. 前庭神経炎の検査 ……………………………………………………… 29

　21.1　眼振検査 ………………………………………………………………… 29

　21.2　足踏み検査 ……………………………………………………………… 29

　21.3　温度刺激検査 …………………………………………………………… 29

　21.4　前庭誘発筋電位

　　　　（vestibular evoked myogenic potential: VEMP）………………… 29

　21.5　Head impulse test（HIT）…………………………………………… 30

　21.6　自覚的視性垂直位（subjective visual vertical: SVV）…………… 30

　21.7　電気性身体動揺検査（galvanic body sway test: GBST），

　　　　電気刺激 VEMP ……………………………………………………… 30

　21.8　画像検査 ………………………………………………………………… 30

22. 前庭神経炎の治療 ……………………………………………………… 32

　22.1　前庭神経炎の急性期の治療 …………………………………………… 32

　22.2　前庭神経炎の亜急性期の治療 ………………………………………… 33

　22.3　前庭神経炎の慢性期の治療 …………………………………………… 34

23. 前庭神経炎の治療の Clinical Question …………………………… 36

　CQ1　急性期の前庭神経炎に抗めまい薬は有効か？ …………………… 36

　CQ2　急性期の前庭神経炎に制吐薬は有効か？ ………………………… 39

　CQ3　急性期の前庭神経炎にステロイドは有効か？ …………………… 42

　CQ4　急性期の前庭神経炎に抗ウイルス薬は有効か？ ………………… 45

CQ5　慢性期の前庭神経炎に抗めまい薬は有効か？ ……………………………46

CQ6　慢性期の前庭神経炎に前庭リハビリテーションは有効か？ …………49

参考資料 ………………………………………………………………………………51

1.　他の前庭神経炎診断基準 ……………………………………………………52

1.1　前庭機能異常診断の手引き（厚生省前庭機能異常調査研究班 1981 年）

の前庭神経炎（vestibular neuronitis）診断基準 ……………………………52

1.2　めまいの診断基準化のための資料（日本めまい平衡医学会 1987 年）

の前庭神経炎（vestibular neuronitis）………………………………………53

2.　鑑別疾患の診断基準 …………………………………………………………54

2.1　メニエール病（Ménière's disease）診断基準

（日本めまい平衡医学会 2017 年）…………………………………………54

2.2　メニエール病非定型例（Atypical Ménière's disease）診断基準

（日本めまい平衡医学会 2017 年）…………………………………………55

2.3　良性発作性頭位めまい症（benign paroxysmal positional vertigo）

診断基準（日本めまい平衡医学会 2017 年）……………………………57

2.4　突発性難聴（sudden deafness）診断基準

（日本聴覚医学会 2018 年）…………………………………………………60

2.5　両側前庭機能障害（bilateral vestibulopathy）診断基準

（日本めまい平衡医学会 2017 年）…………………………………………61

謝　辞 ……………………………………………………………………………………62

索　引 ……………………………………………………………………………………63

CQ・推奨一覧

CQ（Clinical Question）の推奨度

グレード A ：行うよう強く勧められる

グレード B ：行うよう勧められる

グレード C1：行うことを考慮してもよいが，十分な科学的根拠がない

グレード C2：科学的根拠がないので，勧められない

グレード D ：行わないよう勧められる

CQ1 急性期の前庭神経炎に抗めまい薬は有効か？

●推奨●

・抗めまい薬の前庭神経炎急性期を対象とした有効性について，エビデンスに乏しい。しかしベタヒスチンは末梢性めまいに対して有効である可能性があるので考慮してもよい。【推奨度 C1】

・前庭神経炎急性期，シンナリジン 20 mg とジメンヒドリナート 40 mg の併用は症状・日常生活動作の改善において有効である可能性がある。ただしシンナリジンは本邦では発売中止となった。【推奨度 B】

CQ2 急性期の前庭神経炎に制吐薬は有効か？

●推奨●

・制吐薬の前庭神経炎急性期を対象とした有効性については，エビデンスに乏しい。しかし第 1 世代の抗ヒスタミン薬は急性期のめまいに伴う悪心・嘔吐に有効であり，前庭神経炎の急性期に考慮してもよい。【推奨度 C1】

・ジフェニドールはさまざまな悪心・嘔吐に対して有効であり，前庭神経炎の急性期に考慮してもよい。【推奨度 B】

・ドンペリドンとシンナリジンの組み合わせ投与が，前庭神経炎急性期の前庭性嘔吐に対し，効果が得られる可能性があり考慮してもよい。ただしシンナリジンは本邦では発売中止となった。【推奨度 C1】

CQ3 急性期の前庭神経炎にステロイドは有効か？

●推奨●

・前庭神経炎のステロイド治療は，半規管麻痺（canal paresis: CP）の回復を促進する可能性があり治療の選択肢であるが，確立したものとはいえない。【推奨度 C1】

・前庭神経炎のステロイド治療は，前庭代償を促進する可能性がある。【推奨度 C1】

CQ4 急性期の前庭神経炎に抗ウイルス薬は有効か？

●推奨●

・前庭神経炎に対する抗ウイルス薬の有効性を示す根拠に乏しく，前庭神経炎の治療に抗ウイルス薬を用いることは勧められない。【推奨度 D】

CQ5 慢性期の前庭神経炎に抗めまい薬は有効か？

●推奨●

・抗めまい薬の前庭神経炎慢性期を対象とした有効性について，エビデンスに乏しい。しかしベタヒスチンはめまい症状の軽減に有効である可能性があるので考慮してもよい。
【推奨度 C1】

・ベタヒスチンを含む抗めまい薬は末梢性めまいに対して有効である可能性がある。
【推奨度 C1】

CQ6 慢性期の前庭神経炎に前庭リハビリテーションは有効か？

●推奨●

・慢性期の前庭神経炎に前庭リハビリテーションは有効である。【推奨度 A】

前庭神経炎（vestibular neuritis）診断基準
（日本めまい平衡医学会 2017 年）

A. 症状
1. 突発的な回転性めまい発作で発症する。回転性めまい発作は1回のことが多い。
2. 回転性めまい発作の後，体動時あるいは歩行時のふらつき感が持続する。
3. めまいに随伴する難聴，耳鳴，耳閉感などの聴覚症状を認めない。
4. 第Ⅷ脳神経以外の神経症状がない。

B. 検査所見
1. 温度刺激検査により一側または両側の末梢前庭機能障害（半規管機能低下）を認める。
2. 回転性めまい発作時に自発および頭位眼振検査で方向固定性の水平性または水平回旋混合性眼振を認める。
3. 聴力検査で正常聴力またはめまいと関連しない難聴を示す。
4. 前庭神経炎と類似のめまい症状を呈する内耳・後迷路性疾患，小脳，脳幹を中心とした中枢性疾患など，原因既知の疾患を除外できる。

診断

前庭神経炎確実例（Definite vestibular neuritis）
　A. 症状の4項目を満たし，B. 検査所見の4項目を満たしたもの。

前庭神経炎疑い例（Probable vestibular neuritis）
　A. 症状の4項目を満たしたもの。

1. 要約

目的：前庭神経炎の病態，診断，検査，治療，疫学を記載し，エビデンスに基づき，日本めまい平衡医学会前庭神経炎診療ガイドライン 2021 年版作成委員会（以下，ガイドライン作成委員会）のコンセンサスの得られた治療法を推奨する。

方法：前庭神経炎の治療についての Clinical Question（CQ）を Minds 診療ガイドライン作成の手引き 2014 に従って作成し，文献を検索した。Systematic review（SR）を行ってエビデンスを評価し，推奨文，推奨度，エビデンスレベル，解説，参考文献を作成した。

結果：前庭神経炎の治療についての CQ の推奨文，推奨度，エビデンスレベル，解説，参考文献を提示した。

結論：前庭神経炎の診療においては，『前庭神経炎診療ガイドライン 2021 年版』（以下，本診療ガイドライン）を活用することが望ましい。

2. 作成委員会

総括委員会

委員長	肥塚　　泉	聖マリアンナ医科大学耳鼻咽喉科学教授
副委員長	將積日出夫	富山大学耳鼻咽喉科学教授
委員	青木　光広	岐阜大学耳鼻咽喉科学准教授
	岩﨑　真一	名古屋市立大学耳鼻咽喉科学教授
	小川　恭生	東京医科大学八王子医療センター耳鼻咽喉科学教授
	北原　　糺	奈良県立医科大学耳鼻咽喉・頭頸部外科学教授
	城倉　　健	横浜市立脳卒中・神経脊椎センター副病院長
	杉内友理子	東京医科歯科大学システム神経生理学准教授
	鈴木　光也	東邦大学耳鼻咽喉科学教授
	武田　憲昭	徳島大学耳鼻咽喉科学教授
	堤　　　剛	東京医科歯科大学耳鼻咽喉科学教授
	土井　勝美	近畿大学耳鼻咽喉科学教授
	内藤　　泰	神戸市立医療センター中央市民病院総合聴覚センター長
	堀井　　新	新潟大学耳鼻咽喉科学教授
	折笠　秀樹	富山大学バイオ統計学・臨床疫学教授
	新藤　　晋	埼玉医科大学耳鼻咽喉科学/神経耳科学講師
	坪田　雅仁	帝京大学医学部附属溝口病院耳鼻咽喉科准教授
	宮下　武憲	香川大学医学部耳鼻咽喉科学准教授

執筆委員

稲垣　太郎	東京医科大学耳鼻咽喉科学准教授
大塚　康司	東京医科大学耳鼻咽喉科学教授
岡野　高之	京都大学耳鼻咽喉科学助教
大森　孝一	京都大学耳鼻咽喉科学教授
肥塚　　泉	聖マリアンナ医科大学耳鼻咽喉科学教授
武田　憲昭	徳島大学耳鼻咽喉科学教授
橋本　　誠	山口大学耳鼻咽喉科学講師
室伏　利久	帝京大学医学部附属溝口病院耳鼻咽喉科教授
山下　裕司	山口大学耳鼻咽喉科学教授

システマティックレビュー委員

肥塚　　泉	聖マリアンナ医科大学耳鼻咽喉科学教授
武田　憲昭	徳島大学耳鼻咽喉科学教授
橋本　　誠	山口大学耳鼻咽喉科学講師
山下　裕司	山口大学耳鼻咽喉科学教授

3. 資金提供・スポンサー・利益相反

　本診療ガイドラインは，「2015〜2017 年度日本医療研究開発機構（AMED）難治性疾患実用化事業難治性めまい疾患の診療の質を高める研究班」（以下，AMED 研究班）の研究費により作成された「前庭神経炎診療ガイドライン 2018 年版」（案）に基づき，一般社団法人日本めまい平衡医学会の事業費により作成された。日本めまい平衡医学会は，特定の団体・企業からの支援を受けていない。

　ガイドライン作成委員会の委員の利益相反（COI: conflict of interest）を「日本医学会診療ガイドライン策定参加資格ガイダンス」（日本医学会利益相反委員会 2017）に基づき，以下の通り開示する。

　將積日出夫は興和創薬㈱より講演料を受けている。

　武田憲昭は大鵬薬品工業㈱より奨学寄附金を受けている。

　大森孝一は㈱モリタ製作所より研究費を受けている。

　小川恭生は大鵬薬品工業㈱より奨学寄附金を受けている。

　堤剛はテルモ生命科学芸術財団より研究費を受けている。

　堀井新は大鵬薬品工業㈱，小野製薬工業㈱より奨学寄附金を受けている。

　他の委員は申告すべきものなし。

　また，特定の委員の影響を受けないように，最終的な診療ガイドラインの記載内容や推奨事項に関しては，構成員全員が確認し承認を行った。

4. 作成の背景と沿革

　前庭神経炎は，難聴，耳鳴，耳閉感などの聴覚症状を伴わない突発性の回転性めまい症状を来す疾患である。これまで，厚生省の「前庭機能異常に関する調査研究班」，厚生労働省の「難治性平衡機能障害に関する調査研究班」，「難治性めまい疾患に関する研究班」，AMED 研究班により研究が行われてきた。AMED 研究班により，「前庭神経炎診療ガイドライン 2018 年版」（案）が作成された。これに基づいて一般社団法人日本めまい平衡医学会が，本診療ガイドラインを作成した。

　本診療ガイドラインは，あくまで前庭神経炎の診療を支援するためのものであり，診療を拘束するものではない。本診療ガイドラインの内容を，臨床の現場でどのように用いるかは，医師の専門的知識と経験をもとに，患者の希望や価値観を考慮して判断されるものである。有効性を示す高いエビデンスがないことは，その治療が無効であることを意味しているわけではなく，また行ってはならないことを意味しているわけではない。しかし，エビデンスのない治療を行う場合には，エビデンスのある推奨される治療を行わなかった合理的な配慮が必要である。なお，本診療ガイドラインの推奨事項は，法的根拠になるものではない。

5. 作成目的ならびに目標

　本診療ガイドラインの目的は，前庭神経炎の病態，診断，検査，治療，疫学を記載し，エビデンスに基づきガイドライン作成委員会のコンセンサスの得られた治療法を推奨することである。また，本診療ガイドラインは，前庭神経炎の診療の際に医師の臨床判断を支援するために活用され，また患者の診断と治療に有益となることを目標とする。

6. 利用者

　本診療ガイドラインは，前庭神経炎の診療に関わる主に耳鼻咽喉科医を利用者として想定している。また本診療ガイドラインは，医師以外の医療従事者（看護師，臨床検査技師，言語聴覚士など）および患者にとって，前庭神経炎に関する知識を深めるために利用することも想定している。

7. 対象

　本診療ガイドラインが対象とする患者は，前庭神経炎である。それ以外のめまい疾患は対象としていない。

8. エビデンスの収集

　AMED 研究班が本診療ガイドラインの SCOPE（ガイドライン作成の企画書）を作成し，PICO（P: patients, problem, population; I: intervention; C: comparisons, controls, comparator; O: outcomes）を用いて CQ を設定した。

CQ：急性期の前庭神経炎に抗めまい薬は有効か？
CQ：急性期の前庭神経炎に制吐薬は有効か？
CQ：急性期の前庭神経炎にステロイドは有効か？
CQ：急性期の前庭神経炎に抗ウイルス薬は有効か？
CQ：慢性期の前庭神経炎に抗めまい薬は有効か？
CQ：慢性期の前庭神経炎に前庭リハビリテーションは有効か？

　AMED 研究班が前庭神経炎の治療に関する文献検索を行った。文献検索には，PubMed, Cochrane Library，医学中央雑誌を用いて実施した。PubMed と医学中央雑誌では，疾患のキーワードと CQ のキーワードを掛け合わせて検索した。研究デザインや論文形式による絞り込みは行っていない。Cochrane Library では，疾患のキーワードからシステマティックレビューとランダム化比較試験（Randomized Controlled Trial: RCT）を検索した。

　前庭神経炎の治療については，適切なシステマティックレビューやメタアナリシスが得られた場合には，その文献の含まれる論文以降の新規の RCT と合わせてエビデンスとして採択した。システマティックレビューやメタアナリシスが得られなかった場合には，RCT を検索した。RCT も得られない場合には，非 RCT やコホート研究，症例対照研究などの観察研究もエビデンスとして採択した。副作用や合併症に関する研究結果は，エビデンスレベルによらず採択した。

9. エビデンスの評価

エビデンスレベルは，下記に示す分類を用いた。

エビデンスのレベル

1a：ランダム化比較試験のメタアナリシス

1b：少なくとも一つのランダム化比較試験

2a：ランダム割付を伴わない同時コントロールを伴うコホート研究（前向き研究，prospective study，concurrent cohort study など）

2b：ランダム割付を伴わない過去のコントロールを伴うコホート研究（historical cohort study，retrospective cohort study など）

3：ケース・コントロール研究（後ろ向き研究）

4：処置前後の比較などの前後比較，対照群を伴わない研究

5：症例報告，ケースシリーズ

6：専門家個人の意見（専門家委員会報告を含む）

10. 推奨および推奨度の決定基準

CQ の推奨と推奨度の決定には，AMED 研究班の班会議で班員ごとにエビデンスのレベル，エビデンスの質，エビデンスの一貫性（複数の研究による支持），臨床的有用性，臨床上の適応性，害やリスクに関するエビデンスを考慮し，検討を行い，無記名で投票を行った。その投票結果を基にガイドライン作成委員会が総合的に判断し決定した。

推奨度は下記に示す分類を用いた。

推奨度

グレードA：行うよう強く勧められる

グレードB：行うよう勧められる

グレードC1：行うことを考慮してもよいが，十分な科学的根拠がない

グレードC2：科学的根拠がないので，勧められない

グレードD：行わないよう勧められる

11. リリース前のレビュー

11.1 外部・内部評価者によるレビュー

　本診療ガイドラインの公開に先立ち，耳鼻咽喉科以外の医師2名を外部評価者とし，前庭神経炎の診療に関わる耳鼻咽喉科専門医の5名を内部評価者とし，評価を行った。

外部評価者

日比野　浩　新潟大学大学院医歯学総合研究科分子生理学分野教授

幸田　和久　聖マリアンナ医科大学生理学教室教授

内部評価者

伏木　宏彰　目白大学教授

小川　恭生　東京医科大学八王子医療センター耳鼻咽喉科・頭頸部外科教授

角南貴司子　大阪市立大学大学院医学研究科耳鼻咽喉病態学教授

柿木　章伸　神戸大学大学院医学研究科外科系講座耳鼻咽喉科
　　　　　　頭頸部外科学分野特命教授

重野浩一郎　重野耳鼻咽喉科めまい・難聴クリニック院長

　このうち，外部評価者1名と内部評価者1名は，AGREE II（Appraisal of Guideline for Research and Evaluation II）に基づいて，独立して評価を行った。また，外部評価者1名と内部評価者4名には，特に評価方法を指定することなく，ドラフト版の評価を依頼した。ガイドライン作成委員会は，評価に基づき本診療ガイドラインの最終版を修正した。

11.2 外部・内部評価者による指摘点とガイドライン作成委員会の対応

指摘1

　AGREE II 領域7（エビデンスを検索するために系統的な方法が用いられている）：すべてのCQの文献検索期間は2018年3月31日までか？

対応1

　「23. 前庭神経炎の治療の Clinical Question」のCQ1〜6のすべての文献の採用方法の項目に，「文献検索対象期間は2018年3月31日までである。」と記載しており，文献検索方法も記載している（p.38，p.40，p.43，p.45，p.47，p.49）。

指摘2

　AGREE II 領域11（推奨の作成にあたって，健康上の利益，副作用，リスクが考慮され

ている）：「22.1　前庭神経炎の急性期の治療」に，ステロイド大量投与の記載がある。リスクとして B 型肝炎ウイルス再活性化を記載してほしい。

対応 2

「22.1　前庭神経炎の急性期の治療」に B 型肝炎ウイルス再活性化に関する以下の記載を追加し（p.32），文献 3）も追加した（p.33）。また，「23. 前庭神経炎の治療の Clinical Question」の「CQ3　急性期の前庭神経炎にステロイドは有効か？」にも同様の記載を追加した（p.43）。

また，ステロイドの投与による B 型肝炎ウイルス再活性化のリスクがあることから，ステロイド投与前に HBs 抗原，HBc 抗体，HBs 抗体を測定する。陽性の場合には，日本耳鼻咽喉科学会 B 型肝炎ウイルス再活性化防止に関する指針に基づき，肝臓専門医にコンサルトを行う[3]。

3）日本耳鼻咽喉科学会：突発性難聴，顔面神経麻痺等のステロイド治療における B 型肝炎ウイルス再活性化防止に関する指針. 日耳鼻 122：1551, 2019.

指摘 3

AGREE II 領域 12（推奨とそれを支持するエビデンスとの対応関係が明確である）：アデノシン三リン酸が前庭神経炎の治療に一般的に用いられることは周知の事実であるが，文献引用を伴うエビデンスの記述があると，内容がより充実する。

対応 3

アデノシン三リン酸の記載のある「22.1　前庭神経炎の急性期の治療」と「22.3　前庭神経炎の慢性期の治療」には，アデノシン三リン酸の文献引用を伴うエビデンスの記述がある文献として，野村泰之：めまいの薬物療法. Equilibrium Res 78: 7-15, 2019. を引用している（p.33, p.35）。

指摘 4

AGREE II 領域 12（推奨とそれを支持するエビデンスとの対応関係が明確である）：「23. 前庭神経炎の治療の Clinical Question」の「CQ1　急性期の前庭神経炎に抗めまい薬は有効か？」において，シナリジンとジメンヒドリナートの併用（シナリジンは発売中止）が推奨度 B，「CQ2　急性期の前庭神経炎に制吐薬は有効か？」においてドンペリドンとシナリジンの組み合わせ投与（シナリジンは発売中止）が推奨度 C1 である。推奨 B と C1 で矛盾はないのか。また，ジメンヒドリナートが「CQ1　急性期の前庭神経炎に抗めまい薬は有効か？」では抗めまい薬，「CQ2　急性期の前庭神経炎に制吐薬は有効か？」では制吐薬と記述されており分かりにくい。

対応 4

「CQ1　急性期の前庭神経炎に抗めまい薬は有効か？」（p.36）では，シナリジンとジメ

ンヒドリナートの併用のめまいに対する推奨度がBであり，「CQ2　急性期の前庭神経炎に制吐薬は有効か？」（p.39）では，ドンペリドンとシンナリジンの組み合わせ投与の嘔吐に対する推奨度がC1であり，矛盾しない。ジメンヒドリナートは，抗めまい薬であり，同時に制吐薬でもある。

指摘5

AGREE II 領域12（推奨とそれを支持するエビデンスとの対応関係が明確である）：「23. 前庭神経炎の治療の Clinical Question」の「CQ5　慢性期の前庭神経炎に抗めまい薬は有効か？」において，主要文献3つ（Nauta, 2014; Della Pepa, et al., 2006; Amini, et al., 2015）が，「CQ1　急性期の前庭神経炎に抗めまい薬は有効か？」でも重複して解説されている。

対応5

Nauta, 2014 は，急性期と慢性期を区別せず，前庭性めまいに対するベタヒスチンの有効性のメタアナリシスである。Della Pepa, et al., 2006 は，急性期と慢性期を区別せず，めまい症患者を対象としたベタヒスチンの有効性のメタアナリシスである。Amini, et al., 2015 は，急性期と慢性期を区別せず，末梢性めまいに対するベタヒスチンを含む抗めまい薬の有効性の RCT である。そのため，「CQ1　急性期の前庭神経炎に抗めまい薬は有効か？」（p.36）と「CQ5　慢性期の前庭神経炎に抗めまい薬は有効か？」（p.46）の両方の解説に引用している。

指摘6

AGREE II 領域14（ガイドラインの改訂手続きが示されている）：改訂を行う基準と改訂手続きの方法の記載を検討してはどうか。

対応6

「12. 更新の計画」を以下のように修正した（p.19）。

本診療ガイドラインは，5年後をめどに改訂を行う予定である。本診療ガイドラインの公開後に，改訂のための作成委員会の組織化に向けて調整を開始する。改訂のための作成委員会では，新しく発表されるエビデンスを系統的に把握してレビューを行い，ガイドラインの改訂に供する資料を作成する予定である。

指摘7

AGREE II 領域15（推奨が具体的であり，曖昧でない）：「23. 前庭神経炎の治療の Clinical Question」の中で，末梢前庭障害として前庭神経炎が述べられているが，以下の用語も用いられている。医師以外の医療従事者および患者にもわかるように，記述の工夫あるいは用語の解説が望まれる。
「CQ1　急性期の前庭神経炎に抗めまい薬は有効か？」

「前庭性めまい患者」，「末梢性めまい」

「CQ5　慢性期の前庭神経炎に抗めまい薬は有効か？」

「前庭性めまい」，「末梢性めまい」，「末梢性耳性めまい」

「CQ6　慢性期の前庭神経炎に前庭リハビリテーションは有効か？」

「末梢前庭機能障害」

対応 7

「CQ5　慢性期の前庭神経炎に抗めまい薬は有効か？」の「末梢性耳性めまい」は「末梢性めまい」に変更した（p.47）。「前庭性めまい」は文献の vestibular vertigo の和訳であり，そのまま用いることとした。「CQ6　慢性期の前庭神経炎に前庭リハビリテーションは有効か？」の「末梢前庭機能障害」は他覚所見の医学用語であり，そのまま用いることとした。

指摘 8

AGREE II 領域 19（どのように推奨を適用するかについての助言・ツールを提供している）：「19. 鑑別診断：急性めまいの診療フローチャート」に記載されていない鑑別診断（「19.5　両側前庭機能障害」，「19.6　前庭性片頭痛」）について補足説明してほしい。

対応 8

ガイドライン改訂時に，説明の追加を検討する。

指摘 9

AGREE II 領域 18（ガイドラインの適用にあたっての促進要因と阻害要因が記載されている）：ガイドラインの適用にあたっての阻害要因があれば記載が必要。

対応 9

「CQ・推奨一覧」の［「CQ1　急性期の前庭神経炎に抗めまい薬は有効か？」（p.1），「CQ2　急性期の前庭神経炎に制吐薬は有効か？」の推奨（p.1），「23. 前庭神経炎の治療の Clinical Question」の［「CQ1　急性期の前庭神経炎に抗めまい薬は有効か？」の推奨と解説（p.36, p.37），「CQ2　急性期の前庭神経炎に制吐薬は有効か？」の推奨と解説（p.39）］の中で，阻害要因について以下のように記載した。

ただしシンナリジンは本邦では発売中止となった。

［「CQ1 急性期の前庭神経炎に抗めまい薬は有効か？」の付記（p.37）］の中で，阻害要因について以下のように記載した。

海外で市販されているベタヒスチンはベタヒスチン塩酸塩（分子量 209.12）であるが，本邦で市販されているものはベタヒスチンメシル酸塩（分子量 28.41）である。ベタヒスチン塩酸塩 16 mg はベタヒスチンメシル酸塩 24 mg に相当する。海外の RCT で用いられてい

るベタヒスチン塩酸塩 1 日量 16〜48 mg は，ベタヒスチンメシル酸塩に換算すると 24〜72 mg となる。しかし，本邦におけるベタヒスチンメシル酸塩用量は 18〜36 mg と低用量である。本邦における用量の見直しが必要かもしれない。また，本邦のベタヒスチンメシル酸塩は 1 日量 36 mg で使用すべきであり，1 日量 18 mg では効果が低い可能性がある。

[「CQ2 急性期の前庭神経炎に制吐薬は有効か？」の付記（p.40）］の中で，阻害要因について以下のように記載した。

ドロペリドールは本邦では麻酔薬として保険適用があるが，めまいに対する保険適用はない。

指摘 10
　AGREE II 領域 19（どのように推奨を適用するかについての助言・ツールを提供している）：「21.1　眼振検査」：非注視下（フレンツェル眼鏡あるいは赤外線ビデオフレンツェル）で観察しやすい，との記載があると利用者に分かりやすい。
対応 10
　「21.1　眼振検査」に，「非注視下（フレンツェル眼鏡あるいは赤外線ビデオフレンツェル）で観察しやすい。」を追加した（p.29）。

指摘 11
　AGREE II 領域 19（どのように推奨を適用するかについての助言・ツールを提供している）：「21.3　温度刺激検査」：ガイドラインで CP の記述が数多くある。本項で半規管麻痺（canal paresis: CP）と記載してほしい。
対応 11
　CQ・推奨一覧の「CQ3　急性期の前庭神経炎にステロイドは有効か？」で記載済みであるが，「21.3　温度刺激検査」に半規管麻痺（canal paresis: CP）を追加した（p.29）。

指摘 12
　AGREE II 領域 20（推奨の適用に対する，潜在的な資源の影響が考慮されている）：推奨が適応されるために追加のリソースが必要であれば記載。
対応 12
　推奨を適応するために必要なリソースはない。

指摘 13
　AGREE II 領域 21（ガイドラインにモニタリングや監査のための基準が示されている）：モニタリングや監査のための基準が必要あれば記載が必要。

対応 13

モニタリングや監査が必要な推奨はない。

指摘 14

「10. 推奨及び推奨度の決定基準」「CQ の推奨の決定には，エビデンスのレベル，エビデンスの質，エビデンスの一貫性（複数の研究による支持），臨床的有用性，臨床上の適応性，害やリスクに関するエビデンスを考慮し，総合的に判断した。」と「推奨と推奨度については，AMED 研究班の班会議で班員ごとにエビデンスのレベル，エビデンスの質，エビデンスの一貫性（複数の研究による支持），臨床的有用性，臨床上の適応性，害やリスクに関するエビデンスを考慮し検討を行い，無記名で投票を行った。」は，内容が重複している。

対応 14

指摘通りに訂正した（p.8）。

指摘 15

「16. 前庭神経炎の疾患概念・病因・病態」の記載「事実，ヒト前庭神経節における HSV-1 の存在が報告されている。」と「また動物実験においても HSV により前庭神経炎様症状を呈することが報告されている。」に引用文献を加えた方がよい。

対応 15

「16. 前庭神経炎の疾患概念・病因・病態」に文献 9，10）を追加した（p.21）。

9) Himmelein S, Lindemann A, Sinicina I, Horn AKE, Brandt T, Strupp M, Hufner K: Differential involvement during latent herpes simplex virus 1 infection of the superior and inferior divisions of the vestibular ganglia: Implications for vestibular neuritis. J Virol 91: e00331-17, 2017.
10) Hirata Y, Gyo K, Yanagihara N: Herpetic vestibular neuritis: an experimental study. Acta Otolarngol Suppl 519: 93-96, 1995.

指摘 16

HIT および cVEMP は，「16. 前庭神経炎の疾患概念・病因・病態」で初めて記載される。日本語訳あるいは省略のない英語名（spell out）を検討してはどうか。

対応 16

「16. 前庭神経炎の疾患概念・病因・病態」に，head impulse test（HIT），cervical vestibular evoked myogenic potential（cVEMP）と spell out した（p.21）。

指摘 17

「16. 前庭神経炎の疾患概念・病因・病態」において，可能性が考えられる原因ウイルスとして HSV のみが挙げられているが，その他にはどのようなものがあるのか。

対応 17

「16. 前庭神経炎の疾患概念・病因・病態」に，HSV や Zoster 以外の感染に関する以下の記載を追加し（p.20），文献 11）も追加した（p.21）。

一方，アデノウイルス感染が原因と思われる小児の前庭神経炎症例の報告もある[11]。

11）Zannolli R, Zazzi M, Muraca MC, Macucci F, Buoni S, Nuti D: A child with vestibular neuritis. Is adenovirus implicated? Brain Dev 28: 410-412, 2006.

指摘 18

「16. 前庭神経炎の疾患概念・病因・病態」の第 2 パラグラフ 4 行目，「前庭神経炎では主として上前庭神経が障害されている」は直前の文章と重複している。

対応 18

重複していた文章を削除した（p.20）。

指摘 19

「21.3　温度刺激検査」に「CP は 100％あり，53％で CP は残存した」とあるが，どの時点かが明確でない。

対応 19

「21.3　温度刺激検査」に，温度刺激検査の時期に関する記載を追加した（p.29）。

水野ら，2008 は初診時（発症後平均 20 日），100％の例で CP を認め，発症後平均 90 日後は，53％で CP が残存したと報告している。

指摘 20

ベタヒスチンには，6 mg と 12 mg の製剤があるので，「22.1　前庭神経炎の急性期の治療」と「22.3　前庭神経炎の慢性期の治療」にある 6 錠 36 mg の記載は，36 mg 分 3 の方がよい。

対応 20

指摘通りに訂正した（p.33，p.34）。

指摘 21

「22.1　前庭神経炎の治療」の入院治療に，副腎皮質ステロイド薬について，「一般的な量の投与では CP に関しては改善したとする報告とそうでない報告，大量投与では前庭代償が促進される可能性があるとの報告がある。」の記載があるが不要と思われる。前文に「CQ3 を参照のこと」の記載がある。

対応 21

CQ・推奨一覧の「CQ3　前庭神経炎にステロイドは有効か？」には，副腎皮質ステロイド薬のエビデンスのみが記載されている。量についての記載はないので，「22.1　前庭神経炎の急性期の治療」の「入院治療」にこれを記載した（p.33）。

指摘 22

「22.3　前庭神経炎の慢性期の治療」の参考文献 1）の第 1 著者名が間違っている。正しくは中島成人である。

対応 22

指摘通りに訂正した（p.35）。

指摘 23

「23.　前庭神経炎の治療の Clinical Question」の「CQ1　急性期の前庭神経炎に抗めまい薬は有効か？」の解説の Della Pepa, et al., 2006 の相対危険度（relative risk: RR）＝17.8 となっているが，1.78 の間違いではないか。

対応 23

指摘通りに訂正した（p.36）。

指摘 24

「23.　前庭神経炎の治療の Clinical Question」の「CQ2　急性期の前庭神経炎に制吐薬は有効か？」の付記「抗ヒスタミン薬は抗コリン作用が現れやすいので，緑内障や前立腺肥大などの患者に対しては使用を控えるべきである。」と記載されているが，「緑内障」を「閉塞隅角緑内障」にすべきである。

対応 24

指摘通りに訂正した（p.40）。

指摘 25

「23.　前庭神経炎の治療の Clinical Question」の「CQ5　慢性期の前庭神経炎に抗めまい薬は有効か？」の解説の中ほどの「医学的に重大な事象はまれで，孤立していた」は，「医学的に重大な事象はまれであった」でよいのではないか。

対応 25

指摘通りに訂正した（p.46）。

指摘 26

治療だけではなく，診断や検査の CQ も必要である。

対応 26

ガイドライン改訂時に，診断や検査の CQ の必要性を検討する。

指摘 27

海外の論文およびテキストでは vHIT，VEMP なども前庭神経炎の診断に用いられており，下前庭神経炎も含めた病態を前庭神経炎としている。

対応 27

ガイドライン改訂時に，下前庭神経炎を含めるか検討する。

11.3　パブリックコメント

本診療ガイドラインの最終版を，日本めまい平衡医学会のホームページに 2020 年 12 月 15 日から 2021 年 1 月 3 日の期間掲載し，パブリックコメントを募った。ガイドライン作成委員会は，パブリックコメントの指摘に対して，本診療ガイドラインの最終版を修正した。

11.4　パブリックコメントとガイドライン作成委員会の対応

指摘 1

「16. 前庭神経炎の疾患概念・病因・病態」の記載「突発性のめまい症状を来す疾患」は，「突発性の回転性めまいを来す疾患」ではないか？

対応 1

指摘通りに訂正した（p.20）。

指摘 2

「16. 前庭神経炎の疾患概念・病因・病態」に，Nylen CO（1924）の論文も加えた方がよい。

対応 2

「16. 前庭神経炎の疾患概念・病因・病態」に文献 1，2）を追加した（p.21）。

1) Ruttin B: Zur Differentialdiagnose der Labyrinth-und Hörnerverkrankungen. Z Ohrenheilkunde 57: 327-333, 1909.
2) Nylen CO: Some cases of ocular nystagmus due to certain positions of the head. Acta Otolaryngol(Stockh) 6: 106-137, 1924.

指摘 3

「16. 前庭神経炎の疾患概念・病因・病態」の記載「Schuknecht, et al., はヒト病理標本でウイルスの存在を報告しており[5]，またこれらの所見から，ウイルスによる前庭神経の障害が示唆されてきた。」は，文章がおかしい。またこの論文ではウイルスの存在を確認はできていなかったように思う。

対応 3

「16. 前庭神経炎の疾患概念・病因・病態」の記載を以下のように変更し（p.20），文献7）を追加した（p.21）。

Schuknecht, et al., 1981 は，前庭神経と感覚上皮の萎縮を認め，前庭神経の所見についてZajtchuk, et al., 1972 によって報告された耳性帯状疱疹の組織病理学的所見[7]に類似していることより，ウイルス感染が原因として示唆されると報告している[8]。

7) Zajtchuk J, Matz G, Lindsay J: Temporal bone pathology in herpes oticus. Ann Otol Rhinol Laryngol 81: 331-338, 1972.

指摘 4

「19.6　前庭性片頭痛」の記載「半規管機能低下」はCPでは？

対応 4

指摘通りに訂正した（p.27）。

指摘 5

「21.1　眼振検査」の「3ヵ月または12日間を要する。」は「12日間または3ヵ月を要する。」のほうがよいのではないか。

対応 5

指摘通りに訂正した（p.29）。

指摘 6

「21.5　Head impulse test（HIT）」の記載「経過については，発症早期で」は，前後の文では報告者名を記載しているので，ここは「経過について，Choi, et al., は発症早期で」などとすべき。

対応 6

指摘通りに訂正した（p.30）。

指摘 7

「21.5　Head impulse test（HIT）」の記載「近年，video head impulse test（vHIT）が開発され，半規管の機能を客観的に定量化できるようになった。」とあるが，それ以前よりENG などによる温度刺激検査でも半規管機能を客観的に定量化できていたので誤りでは？

対応 7

「21.5　Head impulse test（HIT）」の記載を以下のように変更した（p.30）。

近年，video head impulse test（vHIT）が開発され，前・後・外側半規管の機能を個別に定

量評価できるようになった。

指摘 8

「22.1　前庭神経炎の急性期の治療」の「ジフェニドール 3 錠 75 mg」は「ジフェニドール 75 mg」，「ジフェンヒドラミン 1 錠」は「ジフェンヒドラミン 10 mg」の方がよい。

対応 8

指摘通りに訂正した（p.33）。

指摘 9

「23. 前庭神経炎の治療の Clinical Question」の「CQ1　急性期の前庭神経炎に抗めまい薬は有効か？」の文献 6）の雑誌名が略記になっていない。

対応 9

指摘通りに訂正した（p.38）。

指摘 10

「23. 前庭神経炎の治療の Clinical Question」の「CQ2　急性期の前庭神経炎に制吐薬は有効か？」の中でシンナリジンと scopoderm TTS について，今日，本邦で販売されていない薬剤を記載する必要はあるか？

対応 10

Scopoderm TTS とシンナリジンはエビデンスのある薬物で，海外ではよく用いられているため記載した。本邦で販売されていないことを明記している（p.39）。

指摘 11

「23. 前庭神経炎の治療の Clinical Question」の「CQ3　急性期の前庭神経炎にステロイドは有効か？」の「温度刺激検査で評価された末梢前庭機能の完全回復率」は「CP の完全回復率」の方がよい。また，「副腎皮質ステロイド治療は，温度刺激反応を回復させる」は「副腎皮質ステロイド治療は，CP を回復させる」の方がよい。

対応 11

指摘通りに訂正した（p.42）。

12. 更新の計画

本診療ガイドラインは，5 年後をめどに改訂を行う予定である。本診療ガイドラインの公開後に，改訂のための作成委員会の組織化に向けて調整を開始する。改訂のための作成委員会では，新しく発表されるエビデンスを系統的に把握してレビューを行い，ガイドラインの改訂に供する資料を作成する予定である。

13. 推奨および理由説明

　本診療ガイドラインの推奨と推奨度は，経験のある医療者の判断に代わるものではなく，あくまで医療者と患者で共有すべき意思決定プロセスを支援するものである。

14. 患者の希望

　本診療ガイドラインの作成に当たり，患者の希望を積極的には考慮していない。しかし，本診療ガイドラインの推奨は，医療者の経験と専門性，患者の希望や価値観と合わせて意思決定プロセスを支援するものである。

15. 実施における検討事項

　本診療ガイドラインでは，原則として薬物名を商品名ではなく一般名で記載した。

16. 前庭神経炎の疾患概念・病因・病態

　前庭神経炎は，聴覚症状を伴わない突発性の回転性めまい症状を来す疾患である[1-4]。前庭神経炎症例の側頭骨病理組織所見は，Morgenstein, et al., 1971 の報告では前庭神経節細胞数および神経線維数の減少が見られ，残存している神経も変性しているとされている[5]。Hemenway, et al., 1956 は上前庭神経に著しい変性を認め，下前庭神経は正常であったと報告している[6]。Schuknecht, et al., 1981 は，前庭神経と感覚上皮の萎縮を認め，前庭神経の所見について Zajtchuk, et al., 1972 によって報告された耳性帯状疱疹の組織病理学的所見[7]に類似していることより，ウイルス感染が原因として示唆されると報告している[8]。

　上気道感染が先行する前庭神経炎症例が多く，臨床症状からもウイルス感染が関与していると推定されているが未だ明らかではない。特に小児例では先行感染例が多く，ウイルス感染の関与が指摘されている。また，前庭神経節に潜伏感染している単純ヘルペスウイルス1型（HSV-1）の再活性化により前庭神経炎が発症するとの説も提唱されている。事実，ヒト前庭神経節における HSV-1 の存在が報告されている[9]。また，動物実験においても HSV により前庭神経炎様症状を呈することが報告されている[10]。一方，アデノウイルス感染が原因と思われる小児の前庭神経炎症例の報告もある[11]。文献的にはウイルスとの関連を示唆するものが合計 46 件あり，主な病因と考えられるが，血流障害との関連を示唆する報告

もある[5]。

　前庭神経炎は従来，上前庭神経の障害が主体であると考えられてきた[12,13]。その理由として，上前庭神経が通る骨管は単神経の骨管よりも長く，また，上前庭神経と栄養血管の通路は単神経の通路よりも狭いので，障害を受けやすいと報告されている[14,15]。しかし，最近の平衡機能検査の進歩により，前庭神経炎の障害部位の多様性が明らかになってきた[16]。Aw, et al., 2001 は，上前庭神経炎と上・下前庭神経の双方の病態が存在することを報告している[17]。また Halmagyi, et al., 2002 は，突発的なめまいで発症し，温度刺激検査および head impulse test（HIT）で外側半規管の機能は正常で，かつ HIT で後半規管の機能低下，cervical vestibular evoked myogenic potential（cVEMP）で球形嚢の機能低下を認める症例を下前庭神経炎と提唱している[18]。下前庭神経炎は，温度刺激検査で CP を認めず，診断基準では前庭神経炎には含まれない病態である。

参考文献

1) Ruttin B: Zur Differentialdiagnose der Labyrinth-und Hörnerverkrankungen. Z Ohrenheilkunde 57: 327-333, 1909.
2) Nylen CO: Some cases of ocular nystagmus due to certain positions of the head. Acta Otolaryngol(Stockh) 6: 106-137, 1924.
3) Dix MR, Hallpike CS: The pathology, symptomatology, and diagnosis of certain common disorders of the vestibular system. Ann Otol Rhinol Laryngol 61: 987-1016, 1952.
4) 水田啓介，青木光広，出原啓一：前庭神経炎. Equilibrium Res 72: 135-144, 2013.
5) Morgenstein KM, Seung HI: Vestibular neuronitis. Laryngoscope 81: 131-139, 1971.
6) Hemenway WG, Lindsay JR: Postural vertigo due to unilateral sudden partial loss of vestibular function. Ann Otol Rhinol Laryngol 65: 692-706, 1956.
7) Zajtchuk J, Matz G, Lindsay J: Temporal bone pathology in herpes oticus. Ann Otol Rhinol Laryngol 81: 331-338, 1972.
8) Schuknecht HF, Kitamura K: Second Louis H Clerf Lecture. Vestibular neuritis. Ann Otol Rhinol Laryngol Suppl 90(1 Pt 2): 1-19, 1981.
9) Himmelein S, Lindemann A, Sinicina I, Horn AKE, Brandt T, Strupp M, Hufner K: Differential involvement during latent herpes simplex virus 1 infection of the superior and inferior divisions of the vestibular ganglia: Implications for vestibular neuritis. J Virol 91: e00331-17, 2017.
10) Hirata Y, Gyo K, Yanagihara N: Herpetic vestibular neuritis: an experimental study. Acta Otolarngol Suppl 519: 93-96, 1995.
11) Zannolli R, Zazzi M, Muraca MC, Macucci F, Buoni S, Nuti D: A child with vestibular neuritis. Is adenovirus implicated? Brain Dev 28: 410-412, 2006.
12) Fetter MI, Dichgans J: Vestibular neuritis spares the inferior division of the vestibular nerve. Brain 119: 755-763, 1986.
13) Strupp M, Brandt T: Vestibular neuritis. Semin Neurol 29: 509-519, 2009.
14) Goebel J, O'Mara W, Gianoli G: Anatomic considerations in vestibular neuritis. Otol Neurotol 25: 512-518, 2001.
15) Gianoli G, Goebel J, Mowry S, Poomipannit P: Anatomic difference in the lateral vestibular nerve channels and their implications in vestibular neuritis. Otol Neurotol 36: 489-494, 2005.
16) Halmagyi GM, Weber KP, Curthoys IS: Vestibular function after acute vestibular neuritis. Restor Neurol Neurosci 28: 37-46, 2010.

17）Aw ST, Fetter M, Cremer PD, Karlberg M, Halmagyi GM: Individual semicircular canal function in superior and inferior vestibular neuritis. Neurology 57: 768-774, 2001.

18）Halmagyi GM, Aw ST, Karlberg M, Curthoys IS, Todd MJ: Inferior vestibular neuritis. Ann N Y Acad Sci 956: 306-313, 2002.

17. 前庭神経炎の疫学

　前庭神経炎の有病率は 1993 年の本邦の調査では 3.5 人/10 万人[1] とされている。しかし，近年のドイツの疫学調査では 14 人/10 万人[2]，クロアチアでは 11.7〜15.5 人/10 万人[3] であり，ドイツの国立統計報告では 24 人/10 万人[3] と増加傾向にあるように見えるが，診断方法が質問紙による報告もあれば，眼振検査などの平衡機能検査も含めた報告もあるなどさまざまであるため，単純な比較は困難である。1981 年の厚生省前庭機能異常研究班の報告では，発症年齢は 40〜50 歳代に多く，性差はない[4] とされているが，男性にやや多い[1] との報告もある。季節性はない[5,6] とされているが，夏に多い[7,8] という報告もある。前庭神経炎の再発はないとされているが，再発例の報告[9,10] もある。

参考文献

1）Sekitani T, Imate Y, Noguchi T, Inokuma T: Vestibularneuronitis: epidemiological survey by questionnaire in Japan. Acta Otolaryngol. Suppl 503: 9-12, 1993.

2）Neuhauser HK, von Brevern M, Radtke A, Lezius F, Feldmann M, Ziese T, Lempert T: Epidemiology of vestibular vertigo: a neurotologic survey of the general population. Neurology 65: 898-904, 2005.

3）Adamec I, Krbot Skorić M, Handžić J, Habek M: Incidence, seasonality and comorbidity in vestibular neuritis. Neurol Sci 36: 91-95, 2015.

4）渡辺　勲，水越鉄理，大久保仁，池田元久，渡辺行雄：「前庭機能異常」に関する疫学調査報告 個人調査票集計を中心に．耳鼻臨床76（増 4）：2426-2457，1983.

5）Adamec I, Krbot Skorić M, Handžić J, Habek M: Incidence, seasonality and comorbidity in vestibular neuritis. Neurol Sci 36: 91-95, 2015.

6）Koors PD, Thacker LR, Coelho DH: Investigation of seasonal variability of vestibular neuronitis. J Laryngol Otol 127: 968- 971, 2013.

7）成田慎一郎，黒瀬　誠，小林一豊，氷見徹夫：めまい入院患者 242 例の臨床統計—前庭神経炎を中心に—．日耳鼻106：21-27, 2003.

8）許斐氏元，萩原　晃，小川恭生，市村彰英，北島尚治，稲垣太郎，鈴木　衞：緊急入院を要しためまい症例の検討．Equilibrium Res 66: 31-36, 2007.

9）池上彰博，甲田嘉彦，藤野明人：前庭神経炎の臨床的検討 自験例 38 症例を中心として．耳鼻臨床 79: 547-556, 1986.

10）喜多村　健，三好俊二：多発性めまい発作を主徴とする前庭神経炎．耳鼻臨床 79: 1233-1239, 1986.

18. 前庭神経炎の診断基準

　前庭神経炎の診断基準は，1981 年に厚生省前庭機能異常調査研究班が『前庭機能異常診断の手引き』を作成し，前庭神経炎の診断基準を提案した[1]。次に，1987 年に日本めまい平衡医学会が『めまいの診断基準化のための資料』を作成し，前庭神経炎の診断基準を提案した[2]。2016〜2017 年度厚生労働省難治性めまい疾患に関する調査研究班により前庭神経炎の診断基準の改訂が行われ，2017 年に日本めまい平衡医学会が『めまいの診断基準化のための資料』で前庭神経炎の診断基準を改定した[3]。本診療ガイドラインの前庭神経炎の診断基準は，日本めまい平衡医学会の前庭神経炎診断基準 2017 年を用いる。

　参考として，1981 年に厚生省前庭機能異常調査研究班が提唱した前庭神経炎の診断基準と，1987 年に日本めまい平衡医学会が作成した『めまいの診断基準化のための資料』の前庭神経炎の診断基準を，巻末の「参考資料 1. 他の前庭神経炎診断基準」に掲載した（p.53）。

参考文献

1) 渡辺　勳，水越鉄理，大久保仁，池田元久，渡辺行雄：「前庭機能異常」に関する疫学調査報告 個人調査票集計を中心に．耳鼻臨床 76（増 4）：2426-2457，1983.
2) 小松崎篤，二木　隆，原田康夫，朴沢二部，石井哲夫，亀井民雄，小池吉郎，松永　亨，松永喬，水越鉄理，野末道彦，関谷　透，鈴木淳一，田口喜一郎，時田　喬，上村卓也：めまいの診断基準化委員会：めまいの診断基準化のための資料 1987 年めまいの診断基準化委員会答申書．Equilibirum Res 47：245-273，1988.
3) 池園哲郎，伊藤彰紀，武田憲昭，中村　正，浅井正嗣，池田卓生，今井貴夫，重野浩一郎，高橋幸治，武井泰彦，山本昌彦，渡辺行雄：めまいの診断基準化のための資料 診断基準 2017 年改定．Equilibrium Res 76: 233-241，2017.

18.1 日本めまい平衡医学会の前庭神経炎診断基準 2017 年

本診療ガイドラインの前庭神経炎の診断基準を以下に示す。

1）前庭神経炎（vestibular neuritis）診断基準（日本めまい平衡医学会 2017 年）

A．症状
1. 突発的な回転性めまい発作で発症する。回転性めまい発作は 1 回のことが多い。
2. 回転性めまい発作の後，体動時あるいは歩行時のふらつき感が持続する。
3. めまいに随伴する難聴，耳鳴，耳閉感などの聴覚症状を認めない。
4. 第Ⅷ脳神経以外の神経症状がない。

B．検査所見
1. 温度刺激検査により一側または両側の末梢前庭機能障害（半規管機能低下）を認める。
2. 回転性めまい発作時に自発および頭位眼振検査で方向固定性の水平性または水平回旋混合性眼振を認める。
3. 聴力検査で正常聴力またはめまいと関連しない難聴を示す。
4. 前庭神経炎と類似のめまい症状を呈する内耳・後迷路性疾患，小脳，脳幹を中心とした中枢性疾患など，原因既知の疾患を除外できる。

診断
前庭神経炎確実例（Definite vestibular neuritis）

　A．症状の 4 項目を満たし，B．検査所見の 4 項目を満たしたもの。

前庭神経炎疑い例（Probable vestibular neuritis）

　A．症状の 4 項目を満たしたもの。

19. 鑑別診断

　前庭神経炎は，急性めまいで受診することが多い。急性めまいの鑑別診断には，日本めまい平衡医学会が作成した急性めまいのフローチャートが有用であるため，以下に掲載する[1]。また，メニエール病，良性発作性頭位めまい症，めまいを伴う突発性難聴，両側前庭機能障害，前庭性片頭痛，脳血管障害などが鑑別診断に挙がるため，巻末の「参考資料 2. 鑑別疾患の診断基準」に上記のうち 4 疾患の診断基準を掲載した（p.54）。

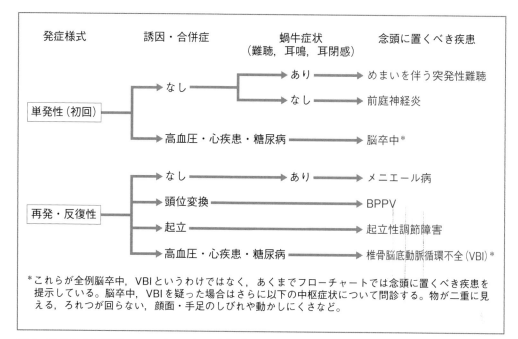

図1　急性めまい診断フローチャート：問診（発症様式，誘因・合併症，蝸牛症状，中枢症状）
　　　BPPV：benign paroxysmal positional vertigo（良性発作性頭位めまい症）
　　　VBI：vertebrobasilar insufficiency（椎骨脳底動脈循環不全）

19.1　急性めまいの診療フローチャート

1) 問診（図1）

発症様式，誘因・合併症，蝸牛症状，中枢症状で中枢性，末梢性の見当を付ける。

2) 診察（図2）

(1) 急性めまい診療では頻度は多くないが致死性疾患の除外が重要

・ショックや失神を「めまい」と訴える場合がある

　→血圧，眼瞼結膜をチェックする。低血圧はショックの，高血圧は脳卒中のサインであることがある。

・脳卒中によるめまいの診断

　→眼球運動障害・構音障害の有無，顔面・上下肢の運動麻痺，感覚障害の有無，小脳症状の有無をチェックする。

(2) 致死性疾患除外後，眼振所見から診断を進める

・方向固定性眼振を認めた場合は一側性内耳障害の可能性が高い。音叉や指こすりによる簡易聴力検査が有用である。

・方向交代性眼振（あるいは懸垂頭位での回旋性眼振）を認めた場合は良性発作性頭位めまい症の可能性が高い。

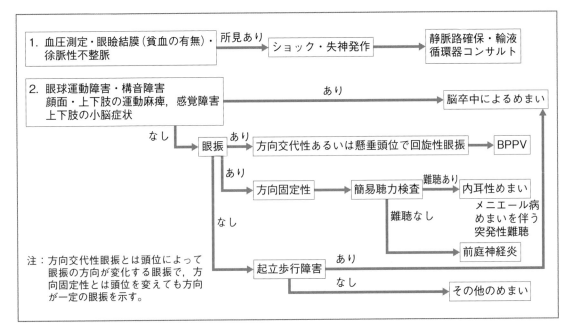

図2　急性めまい診断フローチャート：診察

・急性めまいを訴えるにもかかわらず，中枢所見・眼振とも認めない場合は起立・歩行を
チェックする．異常を認める場合は再度脳卒中によるめまいも考える．

参考文献

1）宇佐美真一，室伏利久，北原　糺，内藤　泰，牛尾宗貴，城倉　健，伏木宏彰，中村　正，関
根和教，宇野敦彦，杉内友理子：急性期めまいの診療フローチャート．Equilibrium Res 78:
607-610, 2019.

19.2　メニエール病

　メニエール病は，めまい発作を反復し，発作に伴って難聴，耳鳴，耳閉感などの聴覚症状
が変動することを特徴とする疾患である．前庭神経炎に生ずるめまいは通常1回のことが多
く，発作を反復するメニエール病とは異なる．めまいの持続時間についてもメニエール病で
は10分程度から数時間程度のことが多く，24時間以上続くことが多い前庭神経炎よりも短
い．また，前庭神経炎ではめまいに随伴する聴覚症状を認めないのに対して，メニエール病
ではめまいに随伴して聴覚症状の変動がみられる点が大きく異なる．日本めまい平衡医学会
2017年のメニエール病の診断基準を，巻末の「参考資料2．鑑別疾患の診断基準」に掲載し
た（p.54）．

19.3　良性発作性頭位めまい症

　良性発作性頭位めまい症（benign paroxysmal positional vertigo: BPPV）は，特定の頭

位・頭位変換で誘発されるめまいを主徴とし，眼振検査上は自発および注視眼振がみられず，頭位眼振および頭位変換眼振検査にて眼振が誘発されるという特徴を持つ疾患である。これに対し前庭神経炎は誘発される特定の要因がなくめまいが発症し，顕著な自発眼振がみられる。めまいの持続時間についても BPPV では 1 分以内のことが多く，24 時間以上続くことが多い前庭神経炎よりも短い。日本めまい平衡医学会 2017 年の良性発作性頭位めまい症の診断基準を，巻末の「参考資料 2. 鑑別疾患の診断基準」に掲載した（p.57）。

19.4　めまいを伴う突発性難聴

突発性難聴の約 40％にめまいを伴い，発作時には前庭神経炎と同様の眼振がみられることがある。前庭神経炎には聴覚症状を伴わないことから，問診や聴力検査で両者を鑑別することは比較的容易であるものの，救急搬送されるめまいの対応時に聴覚症状に対する十分な問診および検査ができないことがあるため注意を要する。また，めまいを伴う突発性難聴とメニエール病の初回発作の鑑別は困難であること，高齢者の中には前下小脳動脈領域の梗塞等の中枢疾患がみられることもあるため対応には注意を要する。日本聴覚医学会 2018 年の突発性難聴の診断基準を，巻末の「参考資料 2. 鑑別疾患の診断基準」に掲載した（p.60）。

19.5　両側前庭機能障害

両側前庭機能障害では，両側の末梢前庭機能の低下あるいは廃絶によって，体動時に身体のふらつきや動揺視が誘発され，暗所でふらつきの増強がみられる。温度刺激検査により両側の末梢前庭機能（半規管機能）の低下あるいは消失を認めることによって診断され，通常一側の末梢前庭機能低下が認められる前庭神経炎とは異なる。ただし，左右別々に前庭神経炎を生じる場合や一側の末梢前庭障害を有する患者が対側耳に前庭神経炎に罹患することによって，両側前庭機能障害を来すこともありうる。耳毒性物質などによって徐々に前庭機能が低下する場合には回転性めまいはみられない。日本めまい平衡医学会 2017 年の両側前庭機能障害の診断基準を，巻末の「参考資料 2. 鑑別疾患の診断基準」に掲載した（p.61）。

19.6　前庭性片頭痛

前庭性片頭痛は，片頭痛に伴って生じるめまいで，基本的には片頭痛の症状としてのめまいを反復する疾患である。前庭性片頭痛ではめまい発作を反復するが，前庭神経炎のめまいは通常 1 回である。めまいの持続時間については，前庭性片頭痛では 5 分～72 時間と幅が広く，24 時間以上続くことが多い前庭神経炎と似た経過を示す可能性がある。前庭性片頭痛では一般的に CP を伴わないこと，まためまい発作の少なくとも 50％以上に片頭痛徴候を伴う点が，前庭神経炎と大きく異なる。

19.7　脳血管障害

脳幹や小脳の梗塞や出血，あるいは椎骨脳底動脈系の一過性脳虚血発作（椎骨脳底動脈循

環障害：vertebrobasilar insufficiency）などでも回転性のめまいを生じうる。前庭神経炎では，第Ⅷ脳神経以外の脳神経症状を認めないのに対して，これらの疾患では，顔面や手足の麻痺やしびれ，呂律不良，頭痛，意識消失など，第Ⅷ脳神経以外の症状が随伴することが鑑別点となる。確定診断は，CT や MRI などの画像検査で，脳幹や小脳の梗塞や出血を認めることによってなされるが，VBI では画像検査で異常を認めない。

20. 前庭神経炎の症状

　前庭神経炎は，誘因なく発症する回転性めまいを初発症状とし，強い悪心や嘔吐を伴う例が多く，難聴や耳鳴などの聴覚症状を認めない。めまいの発現の 7〜10 日前に上気道感染症，あるいは感冒に罹患していることがある。前駆症状として上気道炎が認められた割合は 60%[1]，48%[2]，17%[3] と報告により差がある。原則としてめまい発作の回数は 1 回である。しかし，複数回のめまい発作を呈する前庭神経炎症例の報告もある[1,4]。通常めまいは 1〜数日間続く。その後次第に回復するが，歩行時の不安定性や動作時の浮動感が長期間持続することが多い。Sekitani, et al., 1993 は 600 例の多施設検討で，発症後 7〜14 日で回転性めまいは 80% に，歩行不安定を 60% に認めたが，発症後 1〜3ヵ月でそれぞれ 4%，17% に減少したと報告している[5]。Silvoniemi, 1988 は 81 例の検討で，日常生活に支障をきたすめまいは発症 2 週後で 27% 程度に，1ヵ月後で 3〜4% に減少し，88% の例は発症 4 週後には以前の仕事に復帰しているが，3ヵ月後でも 21% の患者は何らかのめまいを自覚していると報告している[6]。

参考文献

1) 池上彰博，甲田嘉彦，藤野明人：前庭神経炎の臨床的検討 自験例 38 症例を中心として．耳鼻臨床 79：547-556，1986.
2) 関谷　透：前庭神経炎の臨床．耳鼻臨床 81：637-647，1988.
3) 水野正浩，加藤晴弘，島貫朋子，三島陽人，吉岡克己，伊藤彰紀：前庭神経炎の臨床像と経過．Equilibrium Res 67: 141-145，2008.
4) 喜多村　健，三好俊二：多発性めまい発作を主徴とする前庭神経炎．耳鼻臨床 79：1233-1239，1986.
5) Sekitani T, Imate Y, Noguchi T, Inokuma T: Vestibular neuronitis: epidemiological survey by questionnaire in Japan. Acta Otolaryngol Suppl 503: 9-12, 1993.
6) Silvoniemi P: Vestibular neuronitis. An otoneurological evaluation. Acta Otolaryngol Suppl 453: 1-72, 1988.

21. 前庭神経炎の検査

21.1　眼振検査

　非注視下（フレンツェル眼鏡あるいは赤外線ビデオフレンツェル）で観察しやすい。発症初期には方向固定性の水平性あるいは水平回旋混合性眼振を認める。眼振の方向は健側に向かう。自発眼振はめまいが消失した後にも長期間持続することが多く，発症 1 年後でも50％の症例で残る[1]とされる。注視眼振の消失は 12 日間[2]または 3 ヵ月[3]を要する。頭位眼振は発症 1〜3 ヵ月後に 40％で残り[4]，消失には約 6 ヵ月を要する[2]。自発眼振が健側向きから患側向きに一時的に変化することもある[5]。

21.2　足踏み検査

　前庭神経炎では，左右の前庭機能の不均衡による下肢の筋緊張の左右差が起こり，足踏み軌跡は患側に偏倚することが多い。代償期では健側へ偏倚することもある。

21.3　温度刺激検査

　前庭神経炎の発症時には，温度刺激検査で一側の高度反応低下ないし廃絶を示す。Choi, et al., 2007 は，発症時には 100％の例が半規管麻痺（canal paresis: CP）陽性で，反応が正常となったのは 1 ヵ月後には 15％，3 ヵ月後には 25％，1 年後には 35％のみであったと報告している[6]。Schmid-Priscoveanu, et al., 2001 も，急性期には 100％で CP を示すが，発症から 2 ヵ月以上経過すると CP は 64％になったと報告している[7]。水野ら，2008 は初診時（発症後平均 20 日），100％の例で CP を認め，発症後平均 90 日後は，53％で CP が残存したと報告している[2]。Sekitani, et al., 1993 も発症 1〜3 ヵ月後に CP を 50％に認めたと報告している[4]。

21.4　前庭誘発筋電位 (vestibular evoked myogenic potential: VEMP)

　胸鎖乳突筋で記録する cVEMP（cervical VEMP）は球形嚢―下前庭神経の機能を反映し，外眼筋で記録する oVEMP（ocular VEMP）は卵形嚢―上前庭神経の機能を反映すると考えられている。Murofushi, et al., 1996 は，前庭神経炎 47 例の 34％で，cVEMP の反応が欠如したと報告している。そして，前庭神経炎症例においては上・下前庭神経が障害されるもの，上前庭神経のみが障害されるもの，下前庭神経のみが障害されるものがあることが示唆されると報告している。また cVEMP の反応欠如例のうち 6 ヵ月から 2 年の間に 30％で反応の回復を認めたと報告している[8]。Lin, et al., 2011 は，cVEMP の異常は 25％，oVEMP の異常は 55％に認めたとしている[9]。Nagai, et al., 2014 は，cVEMP の異常は 27％，oVEMP の異常は 68％であったと報告している[10]。

21.5 Head impulse test（HIT）

　Mandalà, et al., 2008 は，前庭神経炎症例において HIT は82%で陽性を示し，HIT 陽性と温度刺激検査での CP は相関が高く，HIT 陽性例の症状改善は不良であると報告している[11]。経過について Choi, et al., 2007 は，発症早期は90%の例で HIT 陽性であったが，1ヵ月後には50%，3ヵ月後には60%，6〜12ヵ月後には70%が正常化し，HIT は温度刺激検査より早く回復すると報告している[6]。Aw, et al., 2001 はサーチコイルを用いた定量的 HIT を用いて，前庭神経炎症例の前・後・外側半規管の機能を個別に評価している。前・後・外側，すべての半規管の反応が消失している症例が27.6%，前と外側半規管の反応が消失している症例が44.8%，外側半規管のみの反応が消失している症例が27.6%であったと報告している[12]。近年，video head impulse test（vHIT）が開発され，前・後・外側半規管の機能を個別に定量評価できるようになった。Blödow, et al., 2013 は前庭神経炎の52例に vHIT を行い，94%の高い陽性率を報告している[13]。Mahringer, et al., 2014 は，めまい・平衡障害を有する536例での vHIT の特異度は92%であり，CP の診断における vHIT の特異度は高いと報告している[14]。

21.6 自覚的視性垂直位（subjective visual vertical: SVV）

　前庭神経炎の急性期には SVV は患側へ偏位し，経過とともに偏位は縮小していく[15]。Kim, et al., 2008 は，急性期症例の94%に SVV の異常を認めたが6週後には多くの症例が回復し，SVV の異常を認めたのは25%であったと報告している[3]。Ogawa, et al., 2012 は，急性期症例の69%に SVV の異常を認め，この異常は温度刺激検査の半規管不全麻痺例よりも完全麻痺例に有意に多いと報告している[16]。また，SVV の異常は20日以内に正常化したと報告している。前庭神経炎では，SVV が正常に回復するまでの期間は自発眼振が消失するまでの期間よりも短いとされている[17]。

21.7 電気性身体動揺検査（galvanic body sway test: GBST），電気刺激 VEMP

　前庭神経炎では GBST の患側の反応は健側に比べて低下している[18]。多くは経過とともに回復するが，回復しない症例もある。Murofushi, et al., 1996 は，温度刺激検査で無反応かつ音刺激による VEMP が無反応の前庭神経炎例に電気刺激 VEMP を施行し，27%において電気刺激 VEMP は正常であったと報告している[8]。

21.8 画像検査

　前庭神経炎の造影 MRI では，1.5テスラの MRI で高用量造影剤を投与しても前庭神経に造影効果は認めず，前庭神経炎の画像診断は困難であるとの報告がある[19]。一方，3テスラの MRI では，患側の前庭神経に造影効果を認めたとの報告もある[20]。

参考文献

1 ）Matsuo T, Sekitani T: Vestibular neuronitis: neurotological findings and progress. ORL J Otorhinolaryngol Relat Spec 47: 199-206, 1985.

2 ）水野正浩，加藤晴弘，島貫朋子，三島陽人，吉岡克己，伊藤彰紀：前庭神経炎の臨床像と経過．Equilibrium Res 67: 141-145, 2008.

3 ）Kim HA, Hong JH, Lee H, Yi HA, Lee SR, Lee SY, Jang BC, Ahn BH, Baloh RW: Otolith dysfunction in vestibular neuritis: recovery pattern and a predictor of symptom recovery. Neurology 70: 449-453, 2008.

4 ）Sekitani T, Imate Y, Noguchi T, Inokuma T: Vestibular neuronitis: epidemiological survey by questionnaire in Japan. Acta Otolaryngol Suppl 503: 9-12, 1993.

5 ）関谷　透，今手祐二：めまい疾患の臨床像と治療 前庭神経炎の診断と経過．耳喉頭頸 MOOK 21 : 126-133, 1992.

6 ）Choi KD, Oh SY, Kim HJ, Koo JW, Cho BM, Kim JS: Recovery of vestibular imbalances after vestibular neuritis. Laryngoscope 117: 1307-1312, 2007.

7 ）Schmid-Priscoveanu A, Böhmer A, Obzina H, Straumann D: Caloric and search-coil head-impulse testing in patients after vestibular neuritis. J Assoc Res Otolaryngol 2: 72-78, 2001.

8 ）Murofushi T, Halmagyi GM, Yavor RA, Colebatch JG: Absent vestibular evoked myogenic potentials in vestibular neurolabyrinthitis. An indicator of inferior vestibular nerve involvement? Arch Otolaryngol Head Neck Surg 122: 845-848, 1996.

9 ）Lin CM, Young YH: Identifying the affected branches of vestibular nerve in vestibular neuritis. Acta Otolaryngol 131: 921-928, 2011.

10）Nagai N, Ogawa Y, Hagiwara A, Otsuka K, Inagaki T, Shimizu S, Suzuki M: Ocular vestibular evoked myogenic potentials induced by bone-conducted vibration in patients with unilateral inner ear disease. Acta Otolaryngol 134: 151-158, 2014.

11）Mandalà M, Nuti D, Broman AT, Zee DS: Effectiveness of careful bedside examination in assessment, diagnosis, and prognosis of vestibular neuritis. Arch Otolaryngol Head Neck Surg 134: 164-169, 2008.

12）Aw ST, Fetter M, Cremer PD, Karlberg M, Halmagyi GM: Individual semicircular canal function in superior and inferior vestibular neuritis. Neurology 57: 768-774, 2001.

13）Blödow A, Pannasch S, Walther LE: Detection of isolated covert saccades with the video head impulse test in peripheral vestibular disorders. Auris Nasus Larynx 40: 348-351, 2013.

14）Mahringer A, Rambold HA: Caloric test and video-head-impulse: a study of vertigo/dizziness patients in a community hospital. Eur Arch Otorhinolaryngol 271: 463-472, 2014.

15）Böhmer A, Rickenmann J: The subjective visual vertical as a clinical parameter of vestibular function in peripheral vestibular diseases. J Vestib Res 5: 35-45, 1995.

16）Ogawa Y, Otsuka K, Shimizu S, Inagaki T, Kondo T, Suzuki M: Subjective visual vertical perception in patients with vestibular neuritis and sudden sensorineural hearing loss. J Vestib Res 22: 205-211, 2012.

17）國弘幸伸：自覚的視性垂直位（SVV）．Equilibrium Res 63: 533-548, 2004.

18）関谷　透：前庭神経炎の臨床．耳鼻臨床 81 : 637-647, 1988.

19）Strupp M, Jäger L, Müller-Lisse U, Arbusow V, Reiser M, Brandt T: High resolution Gd-DTPA MR imaging of the inner ear in 60 patients with idiopathic vestibular neuritis: no evidence for contrast enhancement of the labyrinth or vestibular nerve. J Vestib Res 8: 427-433, 1998.

20）Karlberg M, Annertz M, Magnusson M: Acute vestibular neuritis visualized by 3-T magnetic resonance imaging with high-dose gadolinium. Arch Otolaryngol Head Neck Surg 130: 229-232, 2004.

22. 前庭神経炎の治療

　前庭神経炎の治療は，急性期と亜急性期，慢性期に分けられる。急性期の治療は，めまいや悪心・嘔吐などの症状の軽減を目的に行われる。急性期を脱して症状が治まってくれば（亜急性期），安静が過剰にならないようにする。起立歩行が可能になれば，手すりにつかまりながらの歩行などの安全な運動をするように指導する[1]。CP が持続する症例は体動時の浮動感やふらつきが持続する（慢性期）。慢性期の平衡障害の改善には，前庭リハビリテーションが有効とされている[2]。

参考文献

1) 橋本　誠，山下裕司：前庭神経炎の病態・診断・治療. Medical Plactice 37: 561-564, 2020.
2) McDonnell MN, Hillier SL: Vestibular rehabilitation for unilateral peripheral vestibular dysfunction(Review). The Cochrane Library 1: CD005397, 2015.
　　http://www.cochranelibrary.com/cdsr/doi/10.1002/14651858.CD005397.pub4/full

22.1　前庭神経炎の急性期の治療

　めまいが高度の場合は原則入院させ，まず7％重曹水の点滴静注（～250 mL）を行う。エビデンスは確立されていないが，経験的に前庭神経炎を含む急性めまいに効果があると考えられており，広く治療に用いられている。なお，重曹水は急速な静注を行うと血管痛が発現することがあるので注意を要する。同時に，必要に応じて制吐薬や抗不安薬を投与する。入院中の治療と入院期間は，症状の経過と眼振所見，体平衡障害などの他覚所見により決定する。また，めまい症状が比較的軽度の場合は，重曹水点滴後に抗めまい薬などの処方で帰宅させることも可能である[1]。

　前庭神経炎に対するステロイド治療は，前庭代償を促進する可能性があるため[2]，発症早期のステロイド投与を検討する。閉塞隅角緑内障，糖尿病，胃潰瘍などの合併症がある場合には，ステロイド治療により，それぞれの疾患が増悪する可能性があるため，安易に投与することは控える。また，ステロイドの投与による B 型肝炎ウイルス再活性化のリスクがあることから，ステロイド投与前に HBs 抗原，HBc 抗体，HBs 抗体を測定する。陽性の場合には，日本耳鼻咽喉科学会 B 型肝炎ウイルス再活性化防止に関する指針に基づき，肝臓専門医にコンサルトを行う[3]。ステロイド治療のエビデンスについては，「CQ3　急性期の前庭神経炎にステロイドは有効か？」を参照のこと （p.42）。

入院治療

1. 7％重曹水〜250 mL 点滴静注
2. 生理食塩水/維持輸液 500〜1000 mL 点滴静注
3. 制吐薬：メトクロプラミド 10 mg 筋注/静注，またはドンペリドン 60 mg 坐薬
4. 抗不安薬：ジアゼパム 5 mg または 10 mg 筋注
5. 副腎皮質ステロイド薬：一般的な量の投与では CP に関しては改善したとする報告とそうでない報告，大量投与では前庭代償が促進される可能性があるとの報告がある。

    一般的な量：プレドニゾロン 60 mg/日から開始して 9 日間で漸減終了

    大量投与：プレドニゾロン 200 mg/日点滴静注，10 日間で漸減終了
    （Stennert 法に準じる）

外来治療

1. 抗めまい薬：以下のいずれかを単独または併用

    ジフェニドール 75 mg 分 3

    ベタヒスチン 36 mg 分 3

    アデノシン三リン酸 300 mg 分 3
2. 抗ヒスタミン薬

    ジフェンヒドラミン 10 mg めまい時頓用 1 日 3 回まで
3. 副腎皮質ステロイド薬：プレドニゾロン 1 mg/kg/日〜，9 日間で漸減終了

参考文献

1) 野村泰之：めまいの薬物療法．Equilibrium Res 78: 7-15, 2019.
2) Kitahara T, Kondoh K, Morihana T, Okumura S, Horii A, Takeda N, Kubo T: Steroid effects on vestibular compensation in human. Neurol Res 25: 287-291, 2003.
3) 日本耳鼻咽喉科学会：突発性難聴，顔面神経麻痺等のステロイド治療における B 型肝炎ウイルス再活性化防止に関する指針．日耳鼻 122：1551，2019.

22.2　前庭神経炎の亜急性期の治療

　　前庭神経炎の発症直後は著しい眼振や平衡障害が出現し，歩行や食事が困難となる。しかし，日を追うごとに急性期の激しい症状は次第に軽快していく。この過程は前庭代償と呼ばれている[1,2]。前庭代償の促進に，視覚や体性感覚の入力が重要な働きを有していることが知られている。そのため，前庭神経炎発症後はなるべく早い時期に離床を促し，積極的に動

き回るよう指導することが前庭代償を獲得する上で重要である[2]。

　フレイルなど，日常生活動作（activity of daily living: ADL）の低下を合併している前庭神経炎患者は，めまいによる長期臥床がさらに ADL を低下させるリスクを有している。一方，逆に無理に早期離床を進めすぎると，平衡障害によるふらつきに対して支える筋力がない場合，転倒事故などを誘発する危険性がある。このため，前庭神経炎患者に前庭リハビリテーションを開始する際は，患者の ADL やめまい・平衡障害の程度について十分配慮する必要がある。

参考文献

1) 肥塚　泉：めまいリハビリテーションのエビデンスと神経機構. Equilibrium Res 77: 288-297, 2018.
2) Strupp M, Arbusow V, Maag KP, Gall C, Brandt T: Vestibular exercises improve central vestibulospinal compensation after vestibular neuritis. Neurology 51: 838-844, 1998.

22.3　前庭神経炎の慢性期の治療

1) 薬物治療

　前庭神経炎のような急性末梢前庭障害におけるめまい・平衡障害の治癒過程には，CP が回復する場合とそうでない場合の 2 種類がある[1-6]。CP が回復してめまい・平衡障害が消失する場合，予後は良好である。しかし CP が十分回復せず，めまい・平衡障害の消失を前庭代償に頼る場合は体動時の浮動感やふらつきが持続する。浮動感やふらつきが持続する症例に対して，抗めまい薬やビタミン B_{12} 薬などが投与される[7,8]。

　抗めまい薬のエビデンスについては「CQ5　慢性期の前庭神経炎に抗めまい薬は有効か？」（p.46）を参照のこと。

> 1. 抗めまい薬：以下のいずれかを単独または併用
>   ジフェニドール 75 mg 分 3
>   ベタヒスチン 36 mg 分 3
>   アデノシン三リン酸 300 mg 分 3

2) 前庭リハビリテーション

　前庭神経炎の慢性期の浮動感やふらつきの軽減には，前庭リハビリテーションが有効とされている[9-12]。近年，前庭リハビリテーションのエビデンスに関してメタアナリシスが行われた。内服治療のみを行ったもの，もしくは積極的な運動療法を行わなかったものを対照群として，前庭リハビリテーションの有効性を比較検討している。アウトカムについては，めまい感の改善，平衡機能や視覚，歩行の改善，日常生活に対する支障度の改善などが用いら

れている。その効果は概ね有効であるという結果であった。さらに，各施設で独自に行われている前庭リハビリテーション法の間に有意な差を認めず，いずれの方法でも有用であるという結論が得られた[13,14]。本邦では北里大学方式[11]，奈良県立医科大学方式（まほろば式）[12] などが用いられている。

　前庭リハビリテーションのエビデンスについては，「CQ6 慢性期の前庭神経炎に前庭リハビリテーションは有効か？」（p.49）を参照のこと。

参考文献

1) 中島成人，梅木誠一：いわゆる前庭神経炎の予後．Equilibrium Res 40: 251-256, 1981.
2) 関谷　透：前庭神経炎―神経耳科学的検査所見の推移―．厚生省特定疾患前庭機能異常調査研究班 昭和 57 年度報告書，210-217，1984.
3) 今手祐二，関谷　透，山下裕司，大上研二：前庭神経炎の全国疫学調査 調査結果と調査・集計上の問題点．Equilibrium Res Suppl 8: 15-19, 1992.
4) Okinaka Y, Sekitani T, Okazaki H, Miura M, Tahara T: Progress of caloric response of vestibular neuronitis. Acta Otolaryngol Suppl 503: 18-22, 1993.
5) 武田憲昭，肥塚　泉，河野幹子，西池季隆，久保　武，荻野　仁：前庭神経炎の診断および治療における問題点 突発性めまい症例の臨床的検討からの考察．日耳鼻会報 98：951-958, 1995.
6) 北原　糺：前庭神経炎．臨と研 95：735-739，2018.
7) 橋本　誠，山下裕司：前庭神経炎の病態・診断・治療．Med Pract 37: 561-564, 2020.
8) 野村泰之：めまいの薬物療法．Equilibrium Res 78: 7-15, 2019.
9) Strupp M, Arbusow V, Maag KP, Gall C, Brandt T: Vestibular exercises improve central vestibulospinal compensation after vestibular neuritis. Neurology 51: 838-844, 1998.
10) 岩﨑真一：前庭神経炎．耳鼻・頭頸外科 89：48-54，2017.
11) 落合　敦，長沼英明：持続する平衡障害における北里大学方式めまいリハビリテーションとその評価．Equilibrium Res 78: 16-22, 2019.
12) 伊藤妙子，塩崎智之，和田佳郎，藤田信哉，山中敏彰，北原　糺：理学療法士によるめまい平衡リハビリテーション―まほろば式―．Equilibrium Res 77: 549-556, 2018.
13) 肥塚　泉：めまいリハビリテーション．日耳鼻会報 116：147-153，2013.
14) McDonnell MN, Hillier SL: Vestibular rehabilitation for unilateral peripheral vestibular dysfunction(Review). The Cochrane Library 1: CD005397, 2015.
　　http://www.cochranelibrary.com/cdsr/doi/10.1002/14651858.CD005397.pub4/full

23. 前庭神経炎の治療の Clinical Question

CQ1 急性期の前庭神経炎に抗めまい薬は有効か？

●推奨●

・抗めまい薬の前庭神経炎急性期を対象とした有効性について，エビデンスに乏しい。しかしベタヒスチンは末梢性めまいに対して有効である可能性があるので考慮してもよい。【推奨度 C1】

・前庭神経炎急性期，シンナリジン 20 mg とジメンヒドリナート 40 mg の併用は症状・日常生活動作の改善において有効である可能性がある。ただしシンナリジンは本邦では発売中止となった。【推奨度 B】

●解説●

Nauta, 2014 は，前庭性めまいに対するベタヒスチンの有効性を，1966〜2010 年の 12 の RCT について，めまい症状の治療における研究者の総合意見を臨床エンドポイント（clinical end-point）として，メタアナリシスを行った。投与量は 16〜48 mg/日，投与期間は 14 日〜3ヵ月であった。前庭性めまい患者について，ベタヒスチン投与群はプラセボ投与群に対し，オッズ比（odds ratio: OR）＝2.58［95％信頼区間（confidence interval: CI）＝1.67-3.99］であった。サブグループ解析について，前庭性めまい患者では OR＝2.23（95％ CI＝1.20-4.14）であった。よってベタヒスチンは前庭性めまいにおいて，治療の有効性のエビデンスが示された[1]。ただし本研究の対象には前庭神経炎急性期以外の末梢性めまいが含まれる。

Della Pepa, et al., 2006 は，メニエール病患者を除いた，クプラ結石症，半規管結石症，椎骨脳底動脈循環不全（vertebrobasilar insufficiency: VBI）を含むめまい症患者（急性期および慢性期の両者が含まれる）を対象とした，ベタヒスチンの有効性について，7 つの RCT 文献 367 患者において，患者あるいは医師による「改善」か「非改善」の総合判断をエンドポイントとして，メタアナリシスを行った。ベタヒスチン投与群はプラセボ投与群に対し，OR＝3.52（95％CI＝2.40-5.18），相対危険度（relative risk: RR）＝1.78（95％CI＝1.48-2.13）であり，ベタヒスチンが有効であることを報告している[2]。ただし，本研究の対象には前庭神経炎急性期以外の，クプラ結石症，半規管結石症，VBI などが含まれる。

Ramos Alcocer, et al., 2015 は，前庭神経炎を含む末梢性めまいに対するベタヒスチン治療についてレビューを行い，多くの研究でベタヒスチンの有効性が示された[3]。さらに 40 年以上にわたる臨床使用において，ベタヒスチンは 1 日量 8〜48 mg の範囲の投与では，優れた安全特性を持つことが示された。

　Amini, et al., 2015 はさまざまな原因による末梢性めまい（急性期および慢性期の両者が含まれる）に対するベタヒスチンを含む抗めまい薬の有効性を，1970～2015 年の 13 のプラセボ投与を対照とした RCT について，症状の改善を主なエンドポイントとして，メタアナリシスを行った。13 研究のうち，使用された抗ヒスタミン薬の種類は，ベタヒスチン 8 研究，シンナリジン 1 研究，アステミゾール 1 研究，フルナリジン（世界発売中止）3 研究であった。抗めまい薬投与群はプラセボ投与群に対し，OR＝5.370（95% CI＝3.263-8.839）であり，さまざまなカテゴリーの抗めまい薬は，末梢性めまいのコントロールにおいてプラセボと比較して有効であるエビデンスが示された[4]。

　前庭神経炎急性期患者に対象を限定した抗めまい薬の RCT としては，Scholts, et al., 2012 は，前庭神経炎患者 62 名を RCT として，シンナリジン 20 mg とジメンヒドリナート 40 mg の併用 1 日 3 回投与群とベタヒスチン 12 mg 1 日 3 回投与群に振り分け，症状，日常生活動作，身体動揺，眼振を検討している。症状・日常生活動作において，併用群はベタヒスチン群と比較して，有意に大きな改善を得た。平衡機能においては，併用群はベタヒスチン群において有意な差を認めなかった[5]。ただしシンナリジンは本邦では発売中止となった。

　急性めまいの治療の RCT について，Marill, et al., 2000 は，救急外来を受診した急性末梢性めまい患者を抗ヒスタミン薬であるジメンヒドリナート 50 mg 静注投与群とロラゼパム 2 mg 静注投与群に無作為に振り分け，投与 2 時間後のめまい感覚（自力で歩行して，自宅に歩いて帰れる程度までのめまい感覚の改善）について検討している。めまい感覚の改善については，ジメンヒドリナートの方がロラゼパムより有意に改善した。また鎮静効果についてはロラゼパムよりも少なく，ジメンヒドリナートは救急外来を受診する急性末梢性めまい患者にとって有用な薬物であると報告している[6]。Irving, et al., 2002 は，急性末梢性めまい患者に対してジメンヒドリナート 50 mg 筋注投与群とドロペリドール 2.5 mg 筋注投与群に RCT で振り分け，投与 30 分後で両群ともに追加治療なく帰宅できる患者数に有意な差はなかったと報告している[7]。

◆ 付　記

　急性期の前庭神経炎に対象を限定した，抗めまい薬の有効性に関するメタアナリシス文献は渉猟できなかった。前庭神経炎は超急性期に診断確定が困難で，いわゆる「急性めまい」としての対応となるため，前庭神経炎の超急性期に限定した抗めまい薬の RCT が乏しいと考えられる。急性めまいや末梢性めまいにおける抗めまい薬の有効性に関するエビデンスについては，対象に前庭神経炎以外のめまい，慢性期のめまいが含まれる。

　なお，海外で市販されているベタヒスチンはベタヒスチン塩酸塩（分子量 209.12）であるが，本邦で市販されているものはベタヒスチンメシル酸塩（分子量 328.41）である。ベタヒスチン塩酸塩 16 mg はベタヒスチンメシル酸塩 24 mg に相当する。海外の RCT で用いられているベタヒスチン塩酸塩 1 日量 16～48 mg は，ベタヒスチンメシル酸塩に換算すると 24～72 mg となる。しかし，本邦におけるベタヒスチンメシル酸塩用量は 18～36 mg

と低用量である。本邦における用量の見直しが必要かもしれない。また，本邦のベタヒスチンメシル酸塩は 1 日量 36 mg で使用すべきであり，1 日量 18 mg では効果が低い可能性がある。

◘ 文献の採用方法

　文献検索対象期間は 2018 年 3 月 31 日までである。文献検索には，PubMed，Cochrane Library，医学中央雑誌を用いて実施した。PubMed では，「vestibular neuritis」，「acute peripheral vertigo」，「anti-vertigo drug」とその類義語をキーワードとして組み合わせて検索した。研究デザインや論文形式による絞り込みは行っていない。Cochrane Library では，「vestibular neuritis」とその類義語をキーワードとしてシステマティックレビューと RCT を検索した。医学中央雑誌では「前庭神経炎」，「急性末梢性めまい」，「鎮暈剤」とその類義語をキーワードとして組み合わせて検索した。その結果，英語文献では 343 編を抽出した。和文文献では 23 編を抽出した。それらの中からメタアナリシス 4 編，RCT 3 編を抽出した。

◘ 推奨度の判定に用いた報告

　Nauta, 2014（レベル 1a），Della Pepa, et al., 2006（レベル 1a），Ramos Alcocer, et al., 2015（レベル 1a），Amini, et al., 2015（レベル 1a），Scholtz, et al., 2012（レベル 1b），Marill, et al., 2012（レベル 1b），Irving, et al., 2002（レベル 1b）

参考文献

1) Nauta JJ: Meta-analysis of clinical studies with betahistine in Ménière's disease and vestibular vertigo. Eur Arch Otorhinolaryngol 271: 887-897, 2014.
2) Della Pepa C, Guidetti G, Eandi M: Betahistine in the treatment of vertiginous syndromes: a meta-analysis. Acta Otorhinolaryngol Ital 26: 208-215, 2006.
3) Ramos Alcocer R, Ledezma Rodríguez JG, Navas Romero A, Cardenas Nuñez JL, Rodríguez Montoya V, Deschamps JJ, Liviac Ticse JA: Use of betahistine in the treatment of peripheral vertigo. Acta Otolaryngol 135: 1205-1211, 2015.
4) Amini A, Heidari K, Kariman H, Taghizadeh M, Hatamabadi H, Shahrami A, Derakhshanfar H, Asadollahi S: Histamine antagonists for treatment of peripheral vertigo: A meta-analysis. J Int Adv Otol 11: 138-142, 2015.
5) Scholtz AW, Steindl R, Burchardi N, Bognar-Steinberg I, Baumann W: Comparison of the therapeutic efficacy of a fixed low-dose combination of cinnarizine and dimenhydrinate with betahistine in vestibular neuritis: a randomized, double-blind, non-inferiority study. Clin Drug Investig 32: 387-399, 2012.
6) Marill KA, Walsh MJ, Nelson BK: Intravenous Lorazepam versus dimenhydrate for treatment of vertigo in the emergency department: a randomized clinical trial. Ann Emerg Med 36: 310-319, 2000.
7) Irving C, Richman P, Kaiafas C, Eskin B, Allegra J: Intramuscular droperidol versus intramuscular dimenhydrinate for the treatment of acute peripheral vertigo in the emergency department: a randomized clinical trial. Acad Emerg Med 9: 650-653, 2002.

CQ2 急性期の前庭神経炎に制吐薬は有効か？

●推奨●

・制吐薬の前庭神経炎急性期を対象とした有効性については，エビデンスに乏しい。しかし第1世代の抗ヒスタミン薬は急性期のめまいに伴う悪心・嘔吐に有効であり，前庭神経炎の急性期に考慮してもよい。**【推奨度 C1】**

・ジフェニドールはさまざまな悪心・嘔吐に対して有効であり，前庭神経炎の急性期に考慮してもよい。**【推奨度 B】**

・ドンペリドンとシンナリジンの組み合わせ投与が，前庭神経炎急性期の前庭性嘔吐に対し，効果が得られる可能性があり考慮してもよい。ただしシンナリジンは本邦では発売中止となった。**【推奨度 C1】**

●解説●

　抗動揺病薬のメタアナリシス，システマティックレビューでエビデンスがあるのは，抗コリン薬であるスコポラミンの経皮吸収薬（Scopoderm TTS）である[1]（Spinks, et al., 2007）。欧米では，Scopoderm TTS が急性期のめまいに伴う悪心・嘔吐の治療にも用いられているが，本邦では発売されていない。

　抗ヒスタミン薬であるジメンヒドリナートは，動揺病による悪心・嘔吐に対して Scopoderm TTS と同等の効果があるとの RCT でのエビデンスがある[2]（Pyykkö, et al., 1985）。ジメンヒドリナートは血管脳関門を通過する眠気の副作用が出やすい第1世代の抗ヒスタミン薬であるが，一方，血管脳関門を通過しない眠気の副作用が出にくい第2世代の抗ヒスタミン薬であるアステミゾールは動揺病に対する効果がない[3]（Kohl, et al., 1987）。めまいに適応があり，動揺病を強く抑制する第1世代の抗ヒスタミン薬には，ジメンヒドリナート，ジフェンヒドラミンやプロメタジンがある。Amini, et al., 2015 は，末梢性めまい（急性期および慢性期の両者が含まれる）に対し，悪心スコアの視覚アナログ尺度（visual analogue scale: VAS）の変化をエンドポイントとした RCT を行い，抗ヒスタミン薬プロメタジン静注がロラゼパム静注と比較して，有意に上回る効果があったとしている[4]。第1世代抗ヒスタミン薬の，急性期のめまいに対する RCT の効果も報告されている[5]（Marill, et al., 2000）。これらのことから，本邦における急性期のめまいに伴う悪心・嘔吐の治療には，第1世代の抗ヒスタミン薬を用いる。

　中枢性および末梢性の嘔吐を抑制する抗ドーパミン薬として，胃腸機能調整薬であるドンペリドンは，前庭性嘔吐に対して間接的な抑制効果を持つと考えられる。ドンペリドンに関する RCT として，前庭刺激に対する抑制効果において，ドンペリドンとシンナリジンの組み合わせ投与が，プラセボ，ドンペリドン単剤，シンナリジン単剤投与と比較して良好であった[6]（Oosterveld, et al., 1987）。ただしシンナリジンは本邦では発売中止となった。

　抗めまい薬に分類されているジフェニドールは延髄にある嘔吐中枢を直接抑制することにより，前庭性の嘔吐を含むさまざまな嘔吐を抑制する。ジフェニドールは，さまざまな悪心・嘔吐に対する RCT で，プラセボに対して有意な改善を認めた[7]（Small, 1966）。

◆ 付　記

　急性期の前庭神経炎に対象を限定した，制吐薬の有効性に関するメタアナリシス文献は渉猟できなかった。前庭神経炎は超急性期に診断確定が困難で，いわゆる「急性めまい」としての対応となるため，前庭神経炎の超急性期に限定した制吐薬の RCT が乏しいと考えられる。急性めまいや動揺病における制吐薬の有効性に関するエビデンスには，前庭神経炎急性期以外のめまいを対象としたものが含まれる。

　抗ヒスタミン薬の主な副作用は眠気であるが，めまいの急性期にはむしろ好ましいことが多い。ただし，投与中の患者には自動車の運転など，危険を伴う機械の操作には従事させないように十分注意する。また，抗ヒスタミン薬は抗コリン作用が現れやすいので，閉塞隅角緑内障患者や前立腺肥大などの患者に対しては使用を避けるべきである。一般に高齢者では生理機能が低下しているので減量するなど，注意して投与することが望ましい。妊娠中の投与に関する安全性は確立しておらず，妊婦または妊娠している可能性のある婦人には，投与しないことが望ましい。小児に対する安全性は確立していない。

　フェノチアジン系やブチロフェノン系の向精神薬は抗ドーパミン作用以外に抗コリン作用や抗ヒスタミン作用を有するため，直接的な制吐作用を持っている可能性があるが，錐体外路症状の副作用が出やすい。嘔吐ではないが患者の症状の改善をエンドポイントとした，ドロペリドール筋注のジメンヒドリナート筋注を対照とした RCT では，ドロペリドールはジメンヒドリナートとの間に有意な差を認めなかった[8]（Irving, et al., 2002）。ドロペリドールは本邦では麻酔薬として保険適用があるが，めまいに対する保険適用はない。

◆ 文献の採用方法

　文献検索対象期間は 2018 年 3 月 31 日までである。文献検索には，PubMed, Cochrane Library，医学中央雑誌を用いて実施した。PubMed では，「vestibular neuritis」，「acute peripheral vertigo」「anti-vomiting drug」，「anti-motion sickness drug」，「metoclopramide」，「domperidone」とその類義語をキーワードとして組み合わせて検索した。研究デザインや論文形式による絞り込みは行っていない。Cochrane Library では，「vestibular neuritis」，「acute peripheral vertigo」，「motion sickness」，「anti-vomiting drug」とその類義語をキーワードとしてシステマティックレビューと RCT を検索した。医学中央雑誌では「前庭神経炎」，「急性めまい」，「動揺病」，「制吐薬」とその類義語をキーワードとして組み合わせて検索した。その結果，英語文献では 145 編を抽出した。和文文献では 135 編を抽出した。それらの中からメタアナリシス 1 編，RCT 5 編を抽出した。

◘ 推奨度の判定に用いた報告

　Spinks, et al., 2007（レベル 1a），Pyykkö, et al., 1985（レベル 1b），Kohl, et al., 1987（レベル 1b），Amini, et al., 2015（レベル 1b），Marill, et al., 2000（レベル 1b），Oosterveld, et al., 1987（レベル 1b），Small, 1966（レベル 1b），Irving, et al., 2002（レベル 1b）

参考文献

1) Spinks AB, Wasiak J, Villanueva EV, Bernath V: Scopolamine（hyoscine） for preventing and treating motion sickness. Cochrane Database Syst Rev 3: CD002851, 2007.
2) Pyykkö I, Schalén L, Jäntti V: Transdermally administered scopolamine vs. dimenhydrinate. I. Effect on nausea and vertigo in experimentally induced motion sickness. Acta Otolaryngol 99: 588-596, 1985.
3) Kohl RL, Homick JL, Cintron N, Calkins DS: Lack of effects of astemizole on vestibular ocular reflex, motion sickness, and cognitive performance in man. Aviat Space Environ Med 58: 1171-1174, 1987.
4) Amini A, Heidari K, Kariman H, Taghizadeh M, Hatamabadi H, Shahrami A, Derakhshanfar H, Asadollahi S: Histamine antagonists for treatment of peripheral vertigo: A meta-analysis. J Int Adv Otol 11: 138-142, 2015.
5) Marill KA, Walsh MJ, Nelson BK: Intravenous lorazepam versus dimenhydrinate for treatment of vertigo in the emergency department: a randomized clinical trial. Ann Emerg Med 36: 310-319, 2000.
6) Oosterveld WJ: The combined effect of cinnarizine and domperidone on vestibular susceptibility. Aviat Space Enviro Med 58: 218-223, 1987.
7) Small MD: Diphenidol, a new antiemetic: a double-blind, placebo-controlled study. Ame J Dig Dis 11: 648-651, 1966.
8) Irving C, Richman P, Kaiafas C, Eskin B, Allegra J: Intramuscular droperidol versus intramuscular dimenhydrinate for the treatment of acute peripheral vertigo in the emergency department: a randomized clinical trial. Acad Emerg Med 9: 650-653, 2002.

CQ3 急性期の前庭神経炎にステロイドは有効か？

●推奨●

- 前庭神経炎のステロイド治療は，半規管麻痺（canal paresis：CP）の回復を促進する可能性があり治療の選択肢であるが，確立したものとはいえない。【推奨度C1】
- 前庭神経炎のステロイド治療は，前庭代償を促進する可能性がある。【推奨度C1】

●解説●

　急性期の前庭神経炎に対するステロイドの有効性は，RCTのシステマティックレビューがなされている。Goudakos, et al., 2010は，前庭神経炎患者の治療における，プラセボを対照とした副腎皮質ステロイドの有効性を，4つのRCTについてシステマティックレビューを行い，3つのRCTについてメタアナリシスを行った。臨床症状の改善と治療開始1ヵ月後の臨床的な回復について，オッズ比（odds ratio: OR）＝1.45[95%信頼区間（confidence interval: CI）＝0.26-8.01; p＝0.67]であり，副腎皮質ステロイド群とプラセボ群の間に有意な差を認めなかった。CPの完全回復率について，治療開始1ヵ月時点ではOR＝12.64（95%CI＝2.6-61.52; p＝0.002），12ヵ月時点ではOR＝3.55（95%CI＝1.45-7.76; p＝0.005）と，副腎皮質ステロイド群はプラセボ群との間に有意な差を認めた。治療開始12ヵ月後のCPの程度について，副腎皮質ステロイド群とプラセボ群の間に有意な差を認めなかった[1]。前庭神経炎患者に対する副腎皮質ステロイド治療は，CPを回復させる可能性があるが，臨床症状の回復については有効といえないだろうと結論づけた。

　Cochrane Libraryにおいて，Fishman, et al., 2011は，4つのRCTについてのメタアナリシス，システマティックレビューを行った。プラセボと比較すると，ステロイド投与群では早期（1ヵ月後）のCPの完全回復には有意な差を認めていたが，12ヵ月後ではCPの完全回復に有意な差を認めなかった。さらには，1，12ヵ月後のCPの部分回復や24時間以内の臨床的な自覚症状の改善においても有意な差は認めないという結果であった[2]。

　上記2つのメタアナリシス以後の最近のRCTとして，Adamec, et al., 2011は，前庭神経炎の急性期における，プラセボを対照としたデキサメタゾン追加静注治療についてのRCTを報告している。ジアゼパム点滴静注とチエチルペラジン筋注に加えデキサメタゾン静注治療した群は，プラセボ群と比較して，入院となった患者数に有意な差を認めなかった。一方，ヨーロッパめまい尺度（European Evaluation of Vertigo scale）において有意に大きな改善変化を示したが，サンプルが小さいことと研究の限界から，デキサメタゾンの有効性は確立できないとしている[3]。

　上記2つのメタアナリシスで取り上げられたRCTで，Strupp, et al., 2004は，前向きRCTを実施し，141名の前庭神経炎急性期患者をプラセボ，メチルプレドニゾロン，バラシクロビル，メチルプレドニゾロン＋バラシクロビルのいずれかの治療を行い，症状の発現

後3日以内と12ヵ月後に温度刺激検査を施行し，ステロイドがCPの回復に有効であったと報告したが，症状の回復についての検討は行っていない[4]。

　Goudakos, et al., 2010 のシステマティックレビューで取り上げられた Kitahara, et al., 2003 のRCTでは，ステロイドは前庭神経炎患者のCPの改善には有意な効果を認めなかったが，2年後のめまいによる生活の質（quality of life: QOL）の低下を抑制したとし，ステロイドがCPの回復だけでなく，前庭代償を促進する可能性があるとしている[5]。

◆ 付　記

　前庭神経炎急性期に対するステロイドの有効性に関する2つのシステマティックレビューのうち，Goudakos, et al., 2010 は，温度刺激反応を回復させる可能性があるが，臨床症状の回復については有効といえないだろうと結論づけた[1]。一方，Fishman, et al., 2011 は，プラセボと比較すると，ステロイド投与群では早期（1ヵ月後）のCPの完全回復には有意な差を認めたが，12ヵ月後ではCPの完全回復に有意な差は認めなかった。また1，12ヵ月後のCPの部分回復や24時間以内の臨床的な自覚症状の改善においても有意な差は認めないという結果であった[2]。さらに Fishman, et al., 2011 は，いずれの文献も母集団が小さく，条件を整えた質の高い検討が必要であるとしており，その他のRCTの結果をみても，前庭神経炎急性期に対するステロイドの有効性について，明確に結論づけるのは困難である。

　ステロイドの使用は短期的であるため，副作用は一時的なものであるが，閉塞隅角緑内障，糖尿病，胃潰瘍などの合併症がある場合には，それぞれの疾患が増悪する可能性がある。そのため，問診にて合併症の存在が確認された場合には，その評価や入院でのコントロールもあわせて行う必要性があり，安易に投与することは控えるべきである。また，ステロイドの投与によるB型肝炎ウイルス再活性化のリスクがあることから，ステロイド投与前にHBs抗原，HBc抗体，HBs抗体を測定する。陽性の場合には，日本耳鼻咽喉科学会B型肝炎ウイルス再活性化防止に関する指針に基づき，肝臓専門医にコンサルトを行う[6]。

◆ 文献の採用方法

　文献検索対象期間は 2018 年 3 月 31 日までである。文献検索には，PubMed，Cochrane Library，医学中央雑誌を用いて実施した。PubMed では，「vestibular neuritis」，「acute peripheral vertigo」，「steroid」とその類義語をキーワードとして組み合わせて検索した。研究デザインや論文形式による絞り込みは行っていない。Cochrane Library では，「vestibular neuritis」，「steroid」とその類義語をキーワードとしてシステマティックレビューとRCTを検索した。医学中央雑誌では「前庭神経炎」，「急性末梢性めまい」，「副腎皮質ステロイド」とその類義語をキーワードとして組み合わせて検索した。その結果，英語文献では103編を抽出した。和文文献では40編を抽出した。それらの中からメタアナリシス2編，RCT3編を抽出した。

◪ 推奨度の判定に用いた報告

Goudakos, et al., 2010（レベル 1a），Fishman, et al., 2011（レベル 1a），Adamec, et al., 2011（レベル 1b），Strupp, et al., 2004（レベル 1b），Kitahara, et al., 2003（レベル 1b）

参考文献

1) Goudakos JK, Markou KD, Franco-Vidal V, Vital V, Tsaligopoulos M, Darrouzet V: Corticosteroids in the treatment of vestibular neuritis: a systematic review and meta-analysis. Otol Neurotol 31: 183-189, 2010.

2) Fishman JM, Burgess C, Waddell A: Corticosteroids for the treatment of idiopathic acute vestibular dysfunction（vestibular neuritis）. Cochrane Database Syst Rev 5: CD008607, 2011.

3) Adamec I, Skorić MK, Gabelić T, Barun B, Ljevak J, Bujan Kovač A, Jurjević I, Habek M: Intravenous dexamethasone in acute management of vestibular neuritis: a randomized, placebo-controlled, single-blind trial. Eur J Emerg Med 23: 363-369, 2016.

4) Strupp M, Zingler VC, Arbusow V, Niklas D, Maag KP, Dieterich M, Bense S, Theil D, Jahn K, Brandt T: Methylprednisolone, valacyclovir, or the combination for vestibular neuritis. N Engl J Med 351: 354-361, 2004.

5) Kitahara T, Kondoh K, Morihana T, Okumura S, Horii A, Takeda N, Kubo T: Steroid effects on vestibular compensation in human. Neurol Res 25: 287-291, 2003.

6) 日本耳鼻咽喉科学会：突発性難聴，顔面神経麻痺等のステロイド治療における B 型肝炎ウイルス再活性化防止に関する指針．日耳鼻 122：1551，2019.

CQ4 急性期の前庭神経炎に抗ウイルス薬は有効か？

●推奨●

・前庭神経炎に対する抗ウイルス薬の有効性を示す根拠に乏しく，前庭神経炎の治療に抗ウイルス薬を用いることは勧められない。【推奨度 D】

●解説●

前庭神経炎に対する抗ウイルス薬の投与について，RCT に関しては経口投与の 1 件のみ報告されている。Strupp, et al., 2004 は，発症から 3 日以内の症例にバラシクロビル 1,000 mg あるいはプラセボを 1 日 3 回 7 日間経口投与し，12ヵ月後に効果を比較している[1]。

発症 3 日以内の症例の入院当日あるいは翌日，そして 12ヵ月後に温度刺激検査を施行し，CP を指標として効果を比較している。バラシクロビル投与群とプラセボ投与群との間で，CP の回復に対して有意な差を認めなかった。抗ウイルス薬の投与は無効と思われる。

◪ 付　記

急性期の前庭神経炎に対象を限定した，抗ウイルス薬の有効性に関するメタアナリシス文献は渉猟できなかった。

◪ 文献の採用方法

文献検索対象期間は 2018 年 3 月 31 日までである。文献検索には，PubMed，Cochrane Library，医学中央雑誌を用いて実施した。PubMed では，「vestibular neuritis」，「antiviral」をキーワードとして組み合わせて検索した。研究デザインや論文形式による絞り込みは行っていない。Cochrane Library では，「vestibular neuritis」，「antiviral」をキーワードとしてシステマティックレビューと RCT を検索した。医学中央雑誌では「前庭神経炎」，「抗ウイルス薬」とその類義語をキーワードとして組み合わせて検索した。その結果，英語文献では 1 編を抽出した。和文文献では抽出できなかった。それらの中から RCT1 編を抽出した。

◪ 推奨度の判定に用いた報告

Strupp, et al., 2004（レベル 1b）

参考文献

1) Strupp M, Zingler VC, Arbusow V, Niklas D, Maag KP, Dieterich M, Bense S, Theil D, Jahn K, Brandt T: Methylprednisolone, valacyclovir, or the combination for vestibular neuritis. N Engl J Med 351: 354-361, 2004.

CQ5 慢性期の前庭神経炎に抗めまい薬は有効か？

●推奨●

・抗めまい薬の前庭神経炎慢性期を対象とした有効性について，エビデンスに乏しい。しかしベタヒスチンはめまい症状の軽減に有効である可能性があるので考慮してもよい。**【推奨度 C1】**
・ベタヒスチンを含む抗めまい薬は末梢性めまいに対して有効である可能性がある。**【推奨度 C1】**

●解説●

Cochrane Library において，Murdin, et al., 2016 は，さまざまな原因によるめまいの症状に対する治療において，ベタヒスチンのプラセボを対象とした抗めまい効果を検討した 17 の研究のうち，14 の研究についてメタアナリシス，システマティックレビューを行った。強さ，頻度，持続期間を総合して判定しためまい症状が減弱した患者の割合が，プラセボ群よりもベタヒスチンで治療された群で高かった：相対危険度（relative risk: RR）＝1.30［95% 信頼区間（confidence interval: CI）］＝1.05-1.60; 11 研究，606 名の参加者，I^2＝64%）。ただしこの結果は，メタアナリシスの異質性を評価する I^2 検定において統計的異質性が高いため，注意深く解釈する必要があるとしている。副作用（主に胃腸症状および頭痛）は一般的なものであり，医学的に重大な事象はまれで，因果関係は認められなかった。ベタヒスチン群とプラセボ群の有害事象の頻度には差がなく，それぞれ 16% および 15% であった［RR＝1.03（95%CI＝0.76-1.40），12 研究，819 名の参加者][1]。ただし対象に前庭神経炎慢性期以外のさまざまな原因によるめまいが含まれる。

Nauta, 2014 は，前庭性めまいに対するベタヒスチンの有効性を，1966～2010 年の 12 の RCT について，めまい症状の治療における研究者の総合意見を臨床エンドポイント（clinical end-point）として，メタアナリシスを行った。投与量は 16～48 mg/日，投与期間は 14 日～3ヵ月であった。前庭性めまい患者について，ベタヒスチン投与群はプラセボ投与群に対し，オッズ比（odds ratio: OR）＝2.58（95%CI＝1.67-3.99）であった。サブグループ解析について，前庭性めまい患者では OR＝2.23（95%CI＝1.20-4.14）であった。よってベタヒスチンは前庭性めまいにおいて，治療の有効性のエビデンスが示された[2]。ただし対象に前庭神経炎慢性期以外の末梢性めまいが含まれる。

Della Pepa, et al., 2006 は，メニエール病患者を除いた，クプラ結石症，半規管結石症，VBI を含むめまい症患者（急性期および慢性期の両者が含まれる）を対象とした，ベタヒスチンの有効性について，7 つの RCT 文献 367 患者において，患者か医師の「改善」か「非改善」の総合判断をエンドポイントとして，メタアナリシスを行った。ベタヒスチン投与群はプラセボ投与群に対し，OR＝3.52（95%CI＝2.40-5.18），RR＝1.78（95%CI＝1.48-2.13）

であった[3]。このメタアナリシスでは，クプラ結石症，半規管結石症，VBI を含むめまい症患者におけるベタヒスチン薬物治療の有効性のエビデンスが示された。

　Amini, et al., 2015 は，さまざまな原因による末梢性めまい（急性期および慢性期の両者が含まれる）に対するベタヒスチンを含む抗めまい薬の有効性を，1970～2015 年の 13 のプラセボ投与を対照とした RCT について，症状の改善を主なエンドポイントとして，メタアナリシスを行った。13 研究のうち，使用された抗めまい薬の種類は，ベタヒスチン 8 研究，シンナリジン 1 研究，アステミゾール 1 研究，フルナリジン（現在は発売中止）3 研究であった。抗めまい薬投与群はプラセボ投与群に対し，OR＝5.370（95％CI＝3.263-8.839）であり，さまざまなカテゴリーの抗めまい薬は，末梢性めまいのコントロールにおいてプラセボと比較して有効であるエビデンスが示された[4]。ただし対象に前庭神経炎慢性期以外の末梢性めまい（急性期を含む）が含まれる。

　本邦でめまいに対して保険適用がある抗めまい薬アデノシン三リン酸について，メニエール病を中心とした末梢性めまいに対し，アデノシン三リン酸の 300 mg/日投与は，150 mg/日投与と比較して有意な改善を認めるとの RCT によるエビデンスがある[5]（渡辺，他，1982）。ただし対象にメニエール病など前庭神経炎慢性期以外の末梢性めまいが含まれる。

◆ 付　記
　慢性期の前庭神経炎に対象を限定した，抗めまい薬の有効性に関するメタアナリシス文献は渉猟できなかった。さまざまな原因によるめまいや末梢性めまいにおける抗めまい薬の有効性に関するエビデンスについては，対象に前庭神経炎慢性期以外のめまい，急性期のめまいが含まれる。

◆ 文献の採用方法
　文献検索対象期間は 2018 年 3 月 31 日までである。文献検索には，PubMed，Cochrane Library，医学中央雑誌を用いて実施した。PubMed では，「vestibular neuritis」，「chronic peripheral vertigo」，「anti-vertigo drug」，とその類義語をキーワードとして組み合わせて検索した。研究デザインや論文形式による絞り込みは行っていない。Cochrane Library では，「vestibular neuritis」，「anti-vertigo drug」，「chronic」とその類義語をキーワードとしてシステマティックレビューと RCT を検索した。医学中央雑誌では「前庭神経炎」，「慢性末梢性めまい」，「抗めまい薬」とその類義語をキーワードとして組み合わせて検索した。その結果，英語文献では 222 編を抽出した。和文文献では 5 編を抽出した。それらの中からメタアナリシス 4 編，RCT 1 編を抽出した。

◆ 推奨度の判定に用いた報告
　Murdin, et al., 2016（レベル 1a），Nauta, 2014（レベル 1a），Della Pepa, et al., 2006（レベル 1a），Amini, et al., 2015（レベル 1a），渡辺，他，1982（レベル 1b）

参考文献

1）Murdin L, Hussain K, Schilder AG: Betahistine for symptoms of vertigo. Cochrane Database Syst Rev 6: CD010696, 2016.

2）Nauta JJ: Meta-analysis of clinical studies with betahistine in Ménière's disease and vestibular vertigo. Eur Arch Otorhinolaryngol 271: 887-897, 2014.

3）Della Pepa C, Guidetti G, Eandi M: Betahistine in the treatment of vertiginous syndromes: a meta-analysis. Acta Otorhinolaryngol Ital 26: 208-215, 2006.

4）Amini A, Heidari K, Kariman H, Taghizadeh M, Hatamabadi H, Shahrami A, Derakhshanfar H, Asadollahi S. Histamine antagonists for treatment of peripheral vertigo: A meta-analysis. J Int Adv Otol 11: 138-142, 2015.

5）渡辺　勏, 大久保仁, 奥　常幸, 水越鉄理, 渡辺行雄, 松永　亨, 佐野光仁, 松永　喬, 調重昭, 武藤次郎, 高橋妙子, 高安劦次, 香取早苗, 石川和光, 鵜木秀太郎, 山本昌彦, 増田康一, 水津百合子, 酒井国男, 田中恒男, 菅田勝也：末梢性耳性めまい症例に対する ATP の薬量効果の検討-二重盲検試験による用量別薬効の検定．耳鼻臨床 75：393-415，1982.

CQ6 慢性期の前庭神経炎に前庭リハビリテーションは有効か？

●推奨●

・慢性期の前庭神経炎に前庭リハビリテーションは有効である。【推奨度 A】

●解説●

　一側性末梢前庭機能障害に対する前庭リハビリテーションの効果に関して，Cochrane Library において McDonnell, et al., 2015 は 66 の研究のうち 29 の研究についてメタアナリシスを行った。前庭リハビリテーションは，対照群と比較して，統計学的に有意に高い有効性を示した［OR＝2.67（95％CI＝1.85-3.86）；565 名の参加者］。有害事象の報告はなかった[1]。このレビューで取り上げられた各 RCT について，めまいが持続する前庭機能障害（前庭神経炎や特発性前庭障害，前庭機能破壊手術後など）の慢性期症例を主に対象とする論文に限定すると 9 編，RCT 11 編が該当し，いずれの報告でも前庭リハビリテーションを有効とするエビデンスが得られた。

　Arnold, et al., 2012 は，一側性末梢前庭機能障害に対して，前庭リハビリテーションの効果を検討した 7 の研究についてシステマティックレビューを行い，前庭リハビリテーションは一側性末梢前庭機能障害に対して有効であるとしている[2]。

◆ 付　記

　これまで前庭リハビリテーションに関しての RCT による研究は数多く報告されてきているが，高精度の研究デザインで得られた信頼性の高いエビデンスを示す報告は決して多くない。症例数が少ない上，病期や病態，重症度に異質性があることに要因があると思われる。Cochrane Library のシステマティックレビューは，エビエレンスレベルが比較的高いとされる研究を検討しているが，個々の報告は一施設からの小さなサンプルを対象に行われたものが多く，それぞれ介入や評価を独自に行っている。今後，研究デザインの異質性をなくした多施設での大規模臨床試験によるエビデンスが求められる。

◆ 文献の採用方法

　文献検索対象期間は 2018 年 3 月 31 日までである。文献検索には，PubMed，Cochrane Library，医学中央雑誌を用いて実施した。PubMed では，「vestibular neuritis」，「chronic peripheral vertigo」，「rehabilitation」，とその類義語をキーワードとして組み合わせて検索した。研究デザインや論文形式による絞り込みは行っていない。Cochrane Library では，「vestibular neuritis」，「rehabilitation」「chronic」とその類義語をキーワードとしてシステマティックレビューと RCT を検索した。医学中央雑誌では「前庭神経炎」，「慢性末梢性め

まい」,「リハビリテーション」とその類義語をキーワードとして組み合わせて検索した。その結果,英語文献では 124 編を抽出した。和文文献では 45 編を抽出した。それらの中からメタアナリシス 4 編,RCT 1 編を抽出した。

◆ 推奨度の判定に用いた報告

McDonnell, et al., 2015（レベル 1a），Arnold, et al., 2012（レベル 1a）

参考文献

1) McDonnell MN, Hillier SL: Vestibular rehabilitation for unilateral peripheral vestibular dysfunction. Cochrane Database Syst Rev 1: CD005397, 2015.
2) Arnold SA, Stewart AM, Moor HM, Karl RC, Reneker JC: The effectiveness of vestibular rehabilitation interventions in treating unilateral peripheral vestibular disorders: A systematic review. Physiother Res Int 22: doi: 10.1002/pri. 1635, 2017.

参考資料

1. 他の前庭神経炎診断基準

　前庭神経炎の診断基準は，1981 年に厚生省前庭機能異常調査研究班が『前庭機能異常診断の手引き』を作成し，前庭神経炎の診断基準を提案した。次に，1987 年に日本めまい平衡医学会が『めまいの診断基準化のための資料』を作成し，前庭神経炎の診断基準を提案した。2016～2017 年度厚生労働省難治性めまい疾患に関する調査研究班により前庭神経炎の診断基準の改訂が行われ，2017 年に日本めまい平衡医学会が『めまいの診断基準化のための資料』の前庭神経炎の診断基準を改定した。本診療ガイドラインの前庭神経炎の診断基準は，日本めまい平衡医学会の前庭神経炎診断基準 2017 年を用いる。

　参考として，1981 年に厚生省前庭機能異常調査研究班が提唱した前庭神経炎の診断基準と，1987 年に日本めまい平衡医学会が作成した『めまいの診断基準化のための資料』の前庭神経炎の診断基準を以下に掲載した。

1.1 前庭機能異常診断の手引き（厚生省前庭機能異常調査研究班 1981 年）の前庭神経炎（vestibular neuronitis）診断基準

1. めまいを主訴とする大きな発作は通常一度である
2. 温度刺激検査によって，半規管機能の一側または両側性の高度低下ないしは消失を認める
3. めまいと直接関連をもつ蝸牛症状および中枢神経症状を認めない

解説
(1) めまいの発現に先行して感冒様症状などを示す事がある
(2) めまいの原因と推定される既存の疾患や，投与薬・処置・手術などを認めない
(3) 直流電気刺激検査で眼振あるいは身体動揺反応が微弱または消失を示す事がある
(4) 両側前庭神経炎の例は，「両側前庭機能高度低下」にも所属する事が考えられる

1.2 めまいの診断基準化のための資料（日本めまい平衡医学会 1987 年) の前庭神経炎（vestibular neuronitis)

1. 病歴からの診断

1) 突発的なめまい発作を主訴とする。大きなめまいは一度のことが多い。

2) めまい発作の後，ふらつき感，頭重感が持続する。

3) めまいと直接関連をもつ蝸牛症状（聴力低下あるいは耳鳴）を認めない。

4) めまいの原因，あるいはめまいを誘発すると思われる疾患を既往歴にもたない。

5) めまいの発現に先行して7～10日前後に上気道感染症，あるいは感冒に罹患していることが多い。

〔註〕1)，2)，3)，4) の条件がある場合，本症を疑う。

2. 検査からの診断

1) 聴力検査で，正常聴力または，めまいと直接関係しない聴力像を示す。

2) 温度眼振検査で患側の温度反応高度低下，又は無反応を示す。時に，両側性のものがある。

3) めまい発作時には自発及び頭位眼振検査で方向固定性水平性（時に水平・回旋混合性）眼振をみる。通常健側向きである。

4) 神経学的検査で前庭神経以外の神経障害所見なし。

〔註〕1)，2)，3)，4) の条件を認めた場合，本症と診断する。

3. 鑑別診断

1) 良性発作性頭位めまい症

2) 心因性めまい症

3) 上小脳動脈循環障害

4) 小脳腫瘍

4. 病期の判定

1) 自覚症状（浮動感，頭重感，軽い回転感）は数カ月間持続する。

2) 自発眼振は発症後3週までに多くの場合，消失する。

3) 温度眼振検査では，反応低下が数カ月におよぶ。

4) 頭位眼振は1年以上存続するものがある（25％）。

5) GBST は約3カ月で正常化する（70％）。以後も GBST の正常化しないものは，自覚症状の消褪しないものが多い。

2. 鑑別疾患の診断基準

2.1 メニエール病（Ménière's disease）診断基準
（日本めまい平衡医学会 2017 年）

A. 症状

1. めまい発作を反復する。めまいは誘因なく発症し，持続時間は 10 分程度から数時間程度。
2. めまい発作に伴って難聴，耳鳴，耳閉感などの聴覚症状が変動する。
3. 第Ⅷ脳神経以外の神経症状がない。

B. 検査所見

1. 純音聴力検査において感音難聴を認め，初期にはめまい発作に関連して聴力レベルの変動を認める。
2. 平衡機能検査においてめまい発作に関連して水平性または水平回旋混合性眼振や体平衡障害などの内耳前庭障害の所見を認める。
3. 神経学的検査においてめまいに関連する第Ⅷ脳神経以外の障害を認めない。
4. メニエール病と類似した難聴を伴うめまいを呈する内耳・後迷路性疾患，小脳，脳幹を中心とした中枢性疾患など，原因既知の疾患を除外できる。
5. 聴覚症状のある耳に造影 MRI で内リンパ水腫を認める。

診断

メニエール病確定診断例（Certain Ménière's disease）

A. 症状の 3 項目を満たし，B. 検査所見の 5 項目を満たしたもの。

メニエール病確実例（Definite Ménière's disease）

A. 症状の 3 項目を満たし，B. 検査所見の 1〜4 の項目を満たしたもの。

メニエール病疑い例（Probable Ménière's disease）

A. 症状の 3 項目を満たしたもの。

［診断にあたっての注意事項］

メニエール病の初回発作時には，めまいを伴う突発性難聴と鑑別できない場合が多く，診断基準に示す発作の反復を確認後にメニエール病確実例と診断する。

2.2 メニエール病非定型例（Atypical Ménière's disease）診断基準 （日本めまい平衡医学会 2017 年）

1）メニエール病非定型例（蝸牛型）（Cochlear type of atypical Ménière's disease）

A．症状
1. 難聴，耳鳴，耳閉感などの聴覚症状の増悪，軽快を反復するが，めまい発作を伴わない。
2. 第Ⅷ脳神経以外の神経症状がない。

B．検査所見
1. 純音聴力検査において感音難聴を認める。聴力型は低音障害型または水平型感音難聴が多い。
2. 神経学的検査において難聴に関連する第Ⅷ脳神経以外の障害を認めない。
3. メニエール病と類似した難聴を呈する内耳・後迷路性疾患，小脳，脳幹を中心とした中枢性疾患など，原因既知の疾患を除外できる。

診断

メニエール病非定型例（蝸牛型）確実例（Definite cochlear type of atypical Ménière's disease）
A. 症状の 2 項目を満たし，B. 検査所見の 3 項目を満たしたもの。

[診断にあたっての注意事項]
　急性低音障害型感音難聴の診断基準（厚労省難治性聴覚障害に関する調査研究班，2017 年改訂）の参考事項 2. 蝸牛症状が反復する例がある，と記載されており，難聴が反復する急性低音障害型感音難聴とメニエール病非定型例（蝸牛型）とは類似した疾患と考えられる。

2）メニエール病非定型例（前庭型）（Vestibular type of atypical Ménière's disease）

A．症状

1. メニエール病確実例に類似しためまい発作を反復する。一側または両側の難聴など
   の聴覚症状を合併している場合があるが，この聴覚症状は固定性でめまい発作に関
   連して変動しない。
2. 第Ⅷ脳神経以外の神経症状がない。

B．検査所見

1. 平衡機能検査においてめまい発作に関連して水平性または水平回旋混合性眼振や体
   平衡障害などの内耳前庭障害の所見を認める。
2. 神経学的検査においてめまいに関連する第Ⅷ脳神経以外の障害を認めない。
3. メニエール病と類似しためまいを呈する内耳・後迷路性疾患，小脳，脳幹を中心と
   した中枢性疾患など，原因既知の疾患を除外できる。

診断

メニエール病非定型例（前庭型）確実例（Definite vestibular type of atypical Ménière's disease）

　A. 症状の2項目を満たし，B. 検査所見の3項目を満たしたもの。

［診断にあたっての注意事項］

　メニエール病非定型例（前庭型）は，内リンパ水腫以外の病態による反復性めまい症との
鑑別が困難な場合が多い。めまい発作の反復の状況，めまいに関連して変動しない難聴など
の聴覚症状を合併する症例ではその状態などを慎重に評価し，内リンパ水腫による反復性め
まいの可能性が高いと判断された場合にメニエール病非定型例（前庭型）と診断する。

2.3 良性発作性頭位めまい症（benign paroxysmal positional vertigo）診断基準（日本めまい平衡医学会 2017 年）

1）後半規管型良性発作性頭位めまい症（半規管結石症）

A．症状

1. 特定の頭位変換によって回転性あるいは動揺性のめまいがおこる。
2. めまいは数秒の潜時をおいて出現し，次第に増強した後に減弱ないし消失する。めまいの持続時間は 1 分以内のことが多い。
3. 繰り返して同じ頭位変換を行うと，めまいは軽減するか，おこらなくなる。
4. めまいに随伴する難聴，耳鳴，耳閉感などの聴覚症状を認めない。
5. 第Ⅷ脳神経以外の神経症状がない。

B．検査所見

フレンツェル眼鏡または赤外線 CCD カメラを装着して頭位・頭位変換眼振検査を行い，出現する眼振の性状とめまいの有無を検査する。

1. 坐位での患側向き 45 度頸部捻転から患側向き 45 度懸垂位への頭位変換眼振検査にて眼球の上極が患側へ向かう回旋性眼振が発現する。眼振には強い回旋成分に上眼瞼向き垂直成分が混在していることが多い。
2. 上記の眼振の消失後に懸垂頭位から坐位に戻したときに，眼球の上極が健側へ向かう回旋性眼振が発現する。この眼振には下眼瞼向き垂直成分が混合していることが多い。
3. 眼振は数秒の潜時をおいて発現し，次第に増強した後に減弱，消失する。持続時間は 1 分以内のことが多い。眼振の出現に伴ってめまいを自覚する。
4. 良性発作性頭位めまい症と類似しためまいを呈する内耳・後迷路性疾患，小脳，脳幹を中心とした中枢性疾患など，原因既知の疾患を除外できる。

診断

後半規管型良性発作性頭位めまい症（半規管結石症）確実例（Definite）

A．症状の 5 項目と B．検査所見の 4 項目を満たしたもの。

良性発作性頭位めまい症寛解例（Probable）

過去に A．症状の 5 項目を満たしていたが，頭位・頭位変換眼振を認めず，良性発作性頭位めまい症が自然寛解したと考えられるもの。

良性発作性頭位めまい症非定型例（Atypical）

A．症状の 5 項目と B．検査所見の 4 の項目を満たし，B．検査所見の 1～3 の項目を満たす眼振を認めないもの。

注：良性発作性頭位めまい症非定型例には，前半規管型良性発作性頭位めまい症（半規管結石症），後半規管型良性発作性頭位めまい症（クプラ結石症），多半規管型良性発作性頭位めまい症などが含まれる。

2）外側半規管型良性発作性頭位めまい症（半規管結石症）

Ａ．症状

1. 特定の頭位変換によって回転性あるいは動揺性のめまいがおこる。
2. めまいは数秒の潜時をおいて出現し，次第に増強した後に減弱ないし消失する。めまいの持続時間は1分以内のことが多い。
3. 繰り返して同じ頭位変換を行うと，めまいは軽減する。
4. めまいに随伴する難聴，耳鳴，耳閉感などの聴覚症状を認めない。
5. 第Ⅷ脳神経以外の神経症状がない。

Ｂ．検査所見

フレンツェル眼鏡または赤外線CCDカメラを装着して頭位・頭位変換眼振検査を行い，出現する眼振の性状とめまいの有無を検査する。

1. 臥位での頭位眼振検査にて右下頭位で右向き水平性眼振と左下頭位で左向き水平性眼振の方向交代性下向性（向地性）眼振が発現する。眼振には回旋成分が混在していることが多い。
2. 眼振は数秒の潜時をおいて発現し，次第に増強した後に減弱，消失する。持続時間は1分以内のことが多い。眼振の出現に伴ってめまいを自覚する。
3. 良性発作性頭位めまい症と類似しためまいを呈する内耳・後迷路性疾患，小脳，脳幹を中心とした中枢性疾患など，原因既知の疾患を除外できる。

診断

外側半規管型良性発作性頭位めまい症（半規管結石症）確実例（Definite）

Ａ．症状の5項目とＢ．検査所見の3項目を満たしたもの。

良性発作性頭位めまい症寛解例（Probable）

過去にＡ．症状の5項目を満たしていたが，頭位・頭位変換眼振を認めず，良性発作性頭位めまい症が自然寛解したと考えられるもの。

良性発作性頭位めまい症非定型例（Atypical）

Ａ．症状の5項目とＢ．検査所見の3の項目を満たし，Ｂ．検査所見の1と2の項目を満たす眼振を認めないもの。

注：良性発作性頭位めまい症非定型例には，前半規管型良性発作性頭位めまい症（半規管結石症），後半規管型良性発作性頭位めまい症（クプラ結石症），多半規管型良性発作性頭位めまい症などが含まれる。

3) 外側半規管型良性発作性頭位めまい症（クプラ結石症）

A．症状

1. 特定の頭位により，回転性あるいは動揺性のめまいがおこる。
2. めまいは潜時なく出現し，特定の頭位を維持する限り1分以上持続する。
3. めまいに随伴する難聴，耳鳴，耳閉感などの聴覚症状を認めない。
4. 第Ⅷ脳神経以外の神経症状がない。

B．検査所見

　フレンツェル眼鏡または赤外線CCDカメラを装着して頭位・頭位変換眼振検査を行い，出現する眼振の性状とめまいの有無を検査する。

1. 臥位での頭位眼振検査にて右下頭位で左向き水平性眼振と左下頭位で右向き水平性眼振の方向交代性上向性（背地性）眼振が発現する。眼振には回旋成分が混在していることが多い。
2. 眼振は潜時なく出現し，めまい頭位を維持する限り1分以上持続する。眼振の出現に伴ってめまいを自覚する。
3. 良性発作性頭位めまい症と類似しためまいを呈する内耳・後迷路性疾患，小脳，脳幹を中心とした中枢性疾患など，原因既知の疾患を除外できる。

診断

外側半規管型良性発作性頭位めまい症（クプラ結石症）確実例（Definite）

　A.症状の4項目とB.検査所見の3項目を満たしたもの。

良性発作性頭位めまい症寛解例（Probable）

　過去にA.症状の4項目を満たしていたが，頭位・頭位変換眼振を認めず，良性発作性頭位めまい症が自然寛解したと考えられるもの。

良性発作性頭位めまい症非定型例（Atypical）

　A.症状の4項目とB.検査所見の3の項目を満たし，B.検査所見の1と2の項目を満たす眼振を認めないもの。

注：良性発作性頭位めまい症非定型例には，前半規管型良性発作性頭位めまい症（半規管結石症），後半規管型良性発作性頭位めまい症（クプラ結石症），多半規管型良性発作性頭位めまい症などが含まれる。

2.4 突発性難聴（sudden deafness）診断基準（日本聴覚医学会 2018 年）[*1)]

主症状

1. 突然発症

2. 高度感音難聴

3. 原因不明

参考事項

1. 難聴（純音聴力検査での隣り合う 3 周波数で各 30dB 以上の難聴が 72 時間以内に生じた）

 (1) 急性低音障害型感音難聴と診断される例を除外する

 (2) 他覚的聴力検査またはそれに相当する検査で機能性難聴を除外する

 (3) 文字どおり即時的な難聴，または朝，目が覚めて気付く様な難聴が多いが，数日をかけて悪化する例もある

 (4) 難聴の改善・悪化の繰り返しはない

 (5) 一側性の場合が多いが，両側性に同時罹患する例もある

2. 耳鳴
 難聴の発生と前後して耳鳴を生ずることがある

3. めまい，および吐気・嘔吐
 難聴の発生と前後してめまい，および吐気・嘔吐を伴うことがあるが，めまい発作を繰り返すことはない

4. 第 8 脳神経以外に顕著な神経症状を伴うことはない

診断の基準

　主症状の全事項を満たすもの

＊1）日本聴覚医学会編『急性感音難聴診療の手引き 2018 年版』p.46 より引用

2.5 両側前庭機能障害（bilateral vestibulopathy）診断基準
（日本めまい平衡医学会 2017 年）

A．症状

1. 頭部の運動や体動時に非回転性めまいや動揺視が誘発される。閉眼などにより視覚が遮断されると身体のふらつきが増強する。
2. めまいと関連する中枢神経症状を認めない。

B．検査所見

1. 温度刺激検査により両側の末梢前庭機能（半規管機能）の消失または高度低下を認める。

    ［注］氷水（5℃以下）20〜50 ml を 20〜30 秒で外耳道に注入しても温度眼振を認めない場合を「消失」，温度眼振が微弱な場合を「高度低下」。
2. 両側前庭機能障害と類似のめまい症状を呈する内耳・後迷路性疾患，小脳，脳幹を中心とした中枢性疾患など，原因既知の疾患を除外できる。

診断

両側前庭機能障害

　A．症状の2項目を満たし，B．検査所見の2項目を満たしたもの。

謝 辞

本診療ガイドラインは,「2015〜2017 年度日本医療研究開発機構（AMED）難治性疾患実用化事業難治性めまい疾患の診療の質を高める研究班」が作成して報告した「前庭神経炎診療ガイドライン 2018 年版」（案）に基づき作成した。

2015〜2017 年度　日本医療研究開発機構（AMED）難治性疾患実用化事業
難治性めまい疾患の診療の質を高める研究班
研究代表者
　武田憲昭　　徳島大学耳鼻咽喉科学教授
研究分担者
　伊藤壽一　　京都大学名誉教授（2015 年度）
　大森孝一　　京都大学耳鼻咽喉科学教授（2016, 2017 年度）
　伊藤八次　　岐阜大学耳鼻咽喉科学教授
　北原　糺　　奈良県立医科大学耳鼻咽喉科学教授
　肥塚　泉　　聖マリアンナ医科大学耳鼻咽喉科学教授
　將積日出夫　富山大学耳鼻咽喉科学教授
　鈴木　衞　　東京医科大学学長
　土井勝美　　近畿大学耳鼻咽喉科学教授
　室伏利久　　帝京大学医学部附属溝口病院耳鼻咽喉科教授
　山下裕司　　山口大学耳鼻咽喉科学教授
研究協力者
　青木光広　　岐阜大学医療情報部准教授
　池園哲郎　　埼玉医科大学耳鼻咽喉科学教授
　岩﨑真一　　東京大学耳鼻咽喉科学准教授
　宇佐美真一　信州大学耳鼻咽喉科学教授
　長縄慎二　　名古屋大学放射線科学教授
　山中敏彰　　奈良県立医科大学耳鼻咽喉科学准教授
　渡辺行雄　　富山大学名誉教授
　折笠秀樹　　富山大学臨床疫学教授
　堀井　新　　新潟大学耳鼻咽喉科学教授
　今井貴夫　　大阪大学耳鼻咽喉科学講師
　福嶋宗久　　関西労災病院耳鼻咽喉科副部長
　伊藤壽一　　京都大学名誉教授（2016, 2017 年度）

索　引

あ

亜急性期　33
足踏み検査　29
アデノウイルス　20
アデノシン三リン酸　34,47
一過性脳虚血発作　27
一側性末梢性前庭機能障害　49
ウイルス感染　20
疑い例　24
疫学　4,22
エビデンス　4,7
エビデンスレベル　8
温度刺激検査　3,21,29

か

外部評価　9
外来治療　33
蝸牛症状　25
確実例　24
下前庭神経　20
画像検査　30
合併症　25
眼振検査　29
鑑別疾患　54
鑑別診断　24
感冒　28
季節性　22
球形嚢　21
急性期　1,2,32,36,39,42,45
血流障害　20
検査　4,29
抗ウイルス薬　2,45
抗コリン薬　39
抗ヒスタミン薬　1,39
後迷路性疾患　3
抗めまい薬　1,2,34,36,46

さ

再活性化　20
再発　22
自覚的視性垂直位　30
疾患概念　20
ジフェニドール　1,34,40
ジフェンヒドラミン　39
ジメンヒドリナート　1,37,39
重曹水　32
上気道感染　20
上気道感染症　28
症状　28
上前庭神経　20
小児　20
小脳　3
初発症状　28
診察　25
診断　4
診断基準　3,23,24
シンナリジン　1,37,39
推奨　1,8
推奨度　8
スコポラミン　39
ステロイド　2,32,42
性差　22
制吐薬　1,39
赤外線ビデオフレンツェル　29
先行感染　20
前庭機能障害　49
前庭神経　20
前庭神経節　20
前庭性片頭痛　24,27
前庭代償　2,32,33,43
前庭誘発筋電位　29
前庭リハビリテーション　2,34,49
側頭骨病理　20

━━━━━━━━━━ た ━━━━━━━━━━

第 1 世代抗ヒスタミン薬　39
対象　7
第Ⅷ脳神経　3
単純ヘルペスウイルス 1 型　20
中枢症状　25
中枢性　25
中枢性疾患　3
聴覚症状　3
治療　4,32,36
椎骨脳底動脈循環障害　27
デキサメタゾン　42
電気刺激 VEMP　30
電気性身体動揺検査　30
突発性難聴　27
突発性難聴診断基準　60
ドンペリドン　1,39

━━━━━━━━━━ な ━━━━━━━━━━

内部評価　9
入院治療　33
脳幹　3
脳血管障害　24,27

━━━━━━━━━━ は ━━━━━━━━━━

発症年齢　22
発症様式　25
パブリックコメント　17
バラシクロビル　45
半規管機能低下　3
半規管麻痺　2,29,42
ビタミン B_{12} 薬　34
病因　20
病態　4,20
フレンツェル眼鏡　29

━━━━━━━━━━ フローチャート ━━━━━━━━━━

フローチャート　24,25,26
プロメタジン　39
ベタヒスチン　1,2,34,36,46
片頭痛　27

━━━━━━━━━━ ま ━━━━━━━━━━

末梢性　25
末梢前庭機能障害　3,49
慢性期　2,34,46,49
メチルプレドニゾロン　42
メニエール病　24,26
メニエール病診断基準　54
メニエール病非定型例診断基準　55
めまいを伴う突発性難聴　24
問診　25

━━━━━━━━━━ や ━━━━━━━━━━

薬物治療　34
誘因　25
有病率　22

━━━━━━━━━━ ら ━━━━━━━━━━

利益相反　5
リハビリテーション　49
利用者　6
良性発作性頭位めまい症　24,26
良性発作性頭位めまい症診断基準　57
両側前庭機能障害　24,27
両側前庭機能障害診断基準　61
レビュー　9

欧文

B 型肝炎ウイルス再活性化　32,43

BPPV　26

BPPV 診断基準　57

Clinical Question　36

COI　5

CP　2,29,42

CQ　1,36

cVEMP　21,29

GBST　30

HIT　21,30

HSV　20

HSV-1　20

MRI　30

oVEMP　29

PICO　7

SCOPE　7

SVV　30

VBI　28

VEMP　29

vHIT　30

前庭神経炎診療ガイドライン 2021 年版

2021 年 5 月 15 日　第 1 版（2021 年版）第 1 刷発行

編　者　一般社団法人　日本めまい平衡医学会

発行者　福村　直樹
発行所　金原出版株式会社

〒 113-0034　東京都文京区湯島 2-31-14
電話　編集（03）3811-7162
　　　営業（03）3811-7184
FAX　　（03）3813-0288　　　　　　Ⓒ日本めまい平衡医学会, 2021
振替口座　00120-4-151494　　　　　　　　　検印省略
http://www.kanehara-shuppan.co.jp/　　　　*Printed in Japan*

ISBN 978-4-307-37130-8　　　　　　　　　印刷・製本／真興社